AF375738

Dʳ Louis BENOIT
Ex-externe des Hôpitaux de Lyon

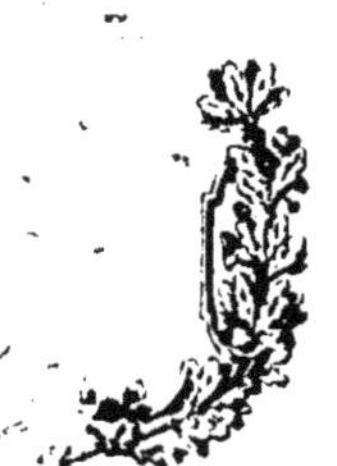

CONTRIBUTION A L'ÉTUDE

DES

AMNÉSIES TRAUMATIQUES

AU POINT DE VUE CLINIQUE

ET MÉDICO-LÉGAL

LYON
A. STORCK & Cⁱᵉ, ÉDITEURS
1899

Dᴿ Louis **BENOIT**

Ex-externe des Hôpitaux de Lyon

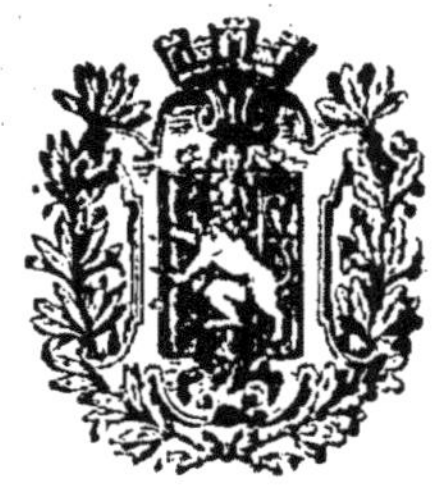

CONTRIBUTION A L'ÉTUDE

DES

AMNÉSIES TRAUMATIQUES

AU POINT DE VUE CLINIQUE

ET MÉDICO-LÉGAL

LYON

A. STORCK & Cⁱᵉ, ÉDITEURS

1899

Nos études médicales terminées, notre première pensée est pour nos parents.

Nous avons eu le bonheur d'être élevé par un père médecin. Sa sollicitude, ses conseils nous ont rendu la tâche moins lourde; nous nous efforcerons de marcher sur ses traces et de mettre en pratique les sentiments d'honneur et de probité médicale qui ont été l'unique règle de ses actions. Que notre mère si aimante et si dévouée accepte également l'hommage de notre modeste travail comme un faible témoignage de notre reconnaissance à son égard.

De nos maîtres dans les hôpitaux et à la Faculté nous emportons le meilleur souvenir.

MM. Gangolphe et Vallas nous ont donné ce que nous avons de meilleur en fait de connaissances chirurgicales. M. Colrat nous a initié aux difficultés de la clinique infantile et a été pour nous plus qu'un chef de service, mais un conseiller bienveillant et dévoué. M. Bouveret nous a appris les difficultés de la clinique médicale. A tous ces maîtres, merci, nous conserverons d'eux le pieux souvenir.

L. BENOIT.

Nous avons suivi pendant trois années les leçons magistrales de M. le professeur Lacassagne ; il nous a appris à aimer la médecine légale ; il nous fait aujourd'hui l'honneur de présider notre thèse, nous ne saurions lui en être trop reconnaissant.

Que M. le Dr Étienne Martin reçoive également nos remerciements les plus vifs, aussi bien pour les nombreux services qu'il nous a rendus que pour les conseils qu'il nous a prodigués dans la rédaction de ce travail.

CHAPITRE PREMIER

L'AMNÉSIE TRAUMATIQUE. — HISTORIQUE ET DÉFINITION

De tout temps on a remarqué que le traumatisme pouvait avoir une influence sur le souvenir. C'est ainsi que Pline dit (1) : « Rien n'est plus fragile que la mémoire de l'homme, les maladies, les chutes, une simple frayeur, l'altèrent soit complètement soit partiellement. » La perte de la mémoire à la suite de grands traumatismes est aussi signalée dans les écrits d'Ambroise Paré. Mais les anciens auteurs ont étudié surtout cette absence complète du souvenir qui disparaît avec l'ensemble de l'intelligence.

C'est beaucoup plus récemment que les recherches psychologiques ont permis de distinguer les formes et les manifestations de la mémoire et par suite l'étude de sa disparition partielle qui comprend le groupe des amnésies traumatiques.

Nous nous proposons d'étudier les perturbations de la mémoire consécutives au traumatisme physique et au choc moral, nous envisagerons surtout le côté médico-légal et

(1) *Hist. nat.*, livre 7, chap. XXIV, in RICHET, *Dict. physiologie.*

nous rechercherons en particulier, après avoir exposé les grandes lignes de la question, les éléments principaux qui permettront à l'expert de faire un diagnostic actuel ou rétrospectif et de déjouer les simulations possibles.

Nous aurons particulièrement en vue ces amnésies partielles qui coexistent avec une conservation au moins apparente des autres fonctions intellectuelles, les grands traumatismes qui déterminent une annihilation complète de la personnalité sont suivis d'une amnésie totale facile à expliquer.

C'est Brodie qui le premier signale dans le *Medico-chirurgical Transaction* l'existence de l'amnésie traumatique. En 1835 Kœmpfern rapporte un cas intéressant d'amnésie traumatique rétrograde consigné dans les *Mémoires de l'Académie de Médecine* sous le titre de : « Observation sur un cas de perte de la mémoire ».

Toulmouche (*Gazette médicale*, 1843, p. 339), Hecker (*Med. Sarhbüch für Nassau*, 1847, p. 246), Bruns (*Die chirurg. Krankheiten*, 1864) Henke (*Zeitschrift für Staatsarneikunde*, t. XXXV, p. 46) rapportent des cas analogues.

En 1881 M. Azam fait paraitre dans les *Archives générales de médecine* un travail d'ensemble sur les « troubles intellectuels provoqués par les traumatismes cérébraux ».

La même année M. Ferré fait une thèse inaugurale sur l'amnésie traumatique isolée, et il indique l'importance de la question au point de vue médico-légal.

En dehors de ces travaux spéciaux à la question l'amnésie consécutive aux traumatismes est signalée et traitée dans les articles des deux dictionnaires de MM. Falret et Voisin (1865).

M. Ribot, dans sa remarquable monographie sur les maladies de la mémoire, puise dans les faits d'amnésie traumatique des arguments en faveur de ses opinions sur les conditions organiques de la mémoire, et se sert également de ces observations pour établir sa loi de regression (1883) que nous exposerons plus loin.

En 1884, Legrand du Saulle fait sur le sujet qui nous occupe une série de leçons publiées la même année dans la *Gazette, des Hôpitaux*.

Rouillard, en 1885, fait une étude très consciencieuse sur les amnésies et les divise d'après l'étiologie.

Kræplin fait paraitre en 1886-1887 un article dans les *Archivès für, Psychiatrie Uber Erinnerung falschungen*.

Depuis lors les publications se multiplient, l'attention déjà attirée sur ce point s'y concentre davantage et il serait fastidieux d'énumérer toutes les publications isolées faites sur notre sujet. Citons parmi les principales le cas de Rouillard porté à la connaissance de la Société de Médecine légale en 1886, et dont la nature a été vivement discutée, un cas de Schnell publié dans l'*Écho médical de Toulouse* de 1889 et analysé dans les *Archives de neurologie* de 1891, n° 21.

En 1892, Rouillard fait dans la *Gazette desHôpitaux* une revue générale sur les amnésies.

La même année M. Sollier fait paraitre sa monographie sur les troubles de la mémoire, où la question est traitée avec beaucoup d'ampleur et de vues personnelles.

Depuis lors nous pouvons signaler entre autres faits le cas de M. Régis où il s'agit d'une amnésie consécutive à la pendaison suicide, la thèse de Fabre soutenue en 1895 à Bordeaux sur le même sujet.

Un cas de perforation de la base du crâne avec amnésie antéro-rétrograde par Horace Abel et Colman dans le *British medical Journal*, 16 février 1898.

Un autre cas d'amnésie par le Dr Bishop, *Archives of neurology* (1896, 2e série, vol. 4, page 502), bien qu'à vrai dire il s'agisse plutôt là d'une amnésie secondaire.

Disons enfin que les questions de pathogénie ont été étudiées par beaucoup d'auteurs et que M. Janet a donné du mécanisme psychologique qui présidait à leur formation de très fines analyses psychologiques.

CHAPITRE II

PATHOGÉNIE

C'est depuis la classification étiologique que Rouillard
a faite des amnésies, que le groupe des amnésies traumatiques a eu son autonomie propre. A s'en tenir au sens
exact des mots on ne devrait étudier à ce chef, comme le
fait remarquer M. Sollier, que les faits d'amnésie consécutifs au traumatisme physique; des considérations multiples, que nous exposerons au cours de notre étude, ont
fait étendre cette appellation aux amnésies secondaires
au choc moral.

Les traumatismes physiques susceptibles de donner
naissance à de l'amnésie sont extrêmement variés et il
n'est peut-être pas illogique de penser que tout traumatisme est susceptible de s'accompagner de cette perturbation mentale. — Ici c'est une catastrophe de chemin de
fer, là une chute, ailleurs une tentative de pendaison ou
une submersion avortée, qui apparaissent comme le
facteur principal de la genèse de l'amnésie.

Certaines substances toxiques ont le même effet —
c'est un traumatisme cellulaire qu'il faut là aussi incri-
miner.

Bornant pour un instant notre étude aux amnésies consécutives au choc physique, étudions ce dernier dans son mécanisme et voyons comment nous pouvons classer les observations.

M. Sollier distingue trois grandes classes de traumatismes physiques au point de vue qui nous occupe : traumatisme ayant déterminé des lésions du crâne et de l'encéphale ; traumatisme ayant porté sur le crâne sans y déterminer de lésions ; traumatisme ayant porté sur un point du corps autre que le crâne.

Acceptons d'abord, pour la compléter plus tard, cette division et examinons quelles peuvent être, pour chacune des catégories mentionnées, les perturbations susceptibles de produire l'amnésie.

I. — *Traumatisme portant sur le crâne et ayant déterminé des lésions du crâne et de l'encéphale.* — Nous n'en parlerons que pour mémoire ; les lésions dans ces cas donnent ordinairement lieu à des accidents intellectuels trop complexes pour permettre de déterminer quelle est la part exacte prise par l'amnésie dans le tableau symptomatique — qu'il y ait fracture simple du crâne, fracture avec enfoncement, hémorrhagie amenant une compression cérébrale, de la contusion ou même de la dilacération du cerveau ; ces cas sont peu intéressants pour l'étude. — La complexité des phénomènes, la généralité des lésions d'une part, l'état rudimentaire des procédés d'investigation de l'autre, ne permettent que peu de déductions utiles, il arrive le plus souvent d'ailleurs que le malade est emporté par des complications secondaires inflammatoires ou mécaniques.

On a cependant constaté dans certains cas où le malade a survécu des amnésies et surtout des amnésies partielles, l'aphasie par exemple. — L'interprétation du fait est à vrai dire difficile, on doit se borner à le constater d'après les observations d'auteurs dignes de foi, de même que l'on doit se contenter d'enregistrer, sans pouvoir en donner d'interprétation rigoureuse, ces cas bizarres de perte des substantifs, des noms propres, de l'écriture, du calcul, de l'orthographe, etc.

II. — *Traumatisme ayant porté sur le crâne sans déterminer de lésions apparentes.* — Ici rien ne révèle à l'extérieur les lésions qui ont pu se produire, deux alternatives se présentent à l'esprit de l'observateur : admettre qu'il y a eu de la commotion cérébrale — dans les cas où la violence permet de le supposer ; — mettre le trouble de la mémoire sur le compte d'un phénomène jusqu'à présent considéré comme purement psychologique, l'émotion morale, si le choc a été bénin.

III. — *Traumatisme ayant porté sur une partie quelconque du corps autre que le crâne.* — Le but que nous poursuivons nous oblige à insister tout spécialement sur cette catégorie de malades. Il est de toute évidence, chose extrêmement importante au point de vue médico-légal, que l'amnésie peut apparaître après un traumatisme quel que *soit le point d'application de celui-ci* et quelle que soit son intensité. Le point d'application du traumatisme ne *saurait donc en aucune façon servir d'argument en faveur de la simulation.* La pathogénie de l'amnésie est la même que dans la variété précédente.

On pourrait peut-être limiter aux catégories énumérées les variétés étiologiques d'amnésies traumatiques, ce ne serait point suffisant, nous semble-t-il. A côté des lésions macroscopiques grossières — et déjà dans l'étude précédente ce fait se met bien en évidence — il est des modifications plus intimes des tissus, de même ordre, de même mode pourrait-on dire aujourd'hui, et que nous devons au moins signaler, les classifications ne devant avoir pour but que de grouper des faits homogènes, nous voulons parler des modifications cellulaires, causes d'amnésie consécutive aux intoxications.

Les poisons, d'ordre endogène ou exogène, ne peuvent traduire leur action aux yeux de l'observateur que par des manifestations symptomatiques sous la dépendance étroite des fonctions dévolues à chaque organe.

Or, si le muscle épuisé traduira sa fatigue par la perte de sa contractilité, la cellule nerveuse mnésique normalement traduira sa fatigue, son trouble fonctionnel par la perte de la revivabilité, laquelle aboutira à l'amnésie pure et simple. Parmi les poisons divers, certains affectent davantage les organes nerveux les plus délicats, l'amnésie est la conséquence de leur action. Certains d'entre eux — peut-être la majorité — sont susceptibles d'amener les modifications qui nous intéressent ; à ce titre ils méritent notre attention. Nous nous bornerons à en dire quelques mots.

Les expériences de Tourdes et de Sédillot ont montré ceci. On peut endormir un enfant à l'aide du chloroforme d'une façon extrêmement brusque sans qu'au réveil le sujet ait souvenance de ce qui vient de se passer, assurément il s'agit là d'un traumatisme cellulaire au premier chef.

Les faits semblables abondent; les journaux sont pleins d'épisodes dramatiques arrivés en chemin de fer. Un individu endormi est soumis brusquement à des inhalations de vapeurs anesthésiques, il est dépouillé, se réveille et ne se rappelle rien. Voilà de l'amnésie par traumatisme cellulaire. Quelle différence entre celle-ci et celles que nous avons énumérées dans les paragraphes précédents ? Nous n'en voyons aucune.

Nous désirions simplement, sur les conseils de notre maître, M. le professeur Lacassagne, qui s'est beaucoup occupé de la question, attirer l'attention sur ces faits — nous les signalons pour être complet. Reprenons maintenant notre étude au point où nous l'avons laissée.

Des opinions très différentes ont eu cours au sujet des lésions capables de provoquer l'amnésie. Azam s'est beaucoup occupé de ce point de la question. Passons rapidement en revue les diverses explications proposées à ce sujet.

Broca reconnaissait qu'il est probable que le choc ou la commotion amènent dans la substance cérébrale une certaine altération, laquelle est l'origine de troubles fonctionnels; mais il ne croyait pas qu'on pût l'affirmer. Brown-Séquard, Paul Bert, d'Arsonval sont du même avis; Verneuil dans son article *Commotion cérébrale* s'exprime ainsi : « L'ébranlement de nos tissus ou de nos organes s'accompagne de vibrations plus ou moins semblables à celles qu'on observe dans les corps inanimés. »

Cornil ne pense pas que l'altération du cerveau ait son siège dans la substance cérébrale proprement dite, il le croit plutôt dans les capillaires, qui, rompus par la commotion, donnent lieu à des hémorrhagies minuscules, dont on aperçoit les principaux foyers à l'œil nu, sous forme de piqueté. dans les coupes qu'on fait du cerveau.

Il en de même pour Duret. Azam doute que les capillaires soient seuls en jeu.

Pour Luys il n'y aurait pas d'altération cérébrale appréciable, le trouble serait purement dynamique.

Azam fait les remarques suivantes : Il remarque la facilité d'irrigation du cerveau qui est un organe mou. « Si, dit-il, l'intensité des fonctions organiques est en rapport direct avec la quantité de sang que reçoivent ces organes, et cela paraît certain, la perfection de ces fonctions, leur finesse, leur élévation sont en raison de la facilité avec laquelle le sang circule, sa qualité entre aussi en ligne de compte.

« Les capillaires plus ou moins dilatés compriment plus ou moins les éléments nerveux qui les entourent, ces variations vont de l'hémorrhagie cérébrale à la syncope qui suit le resserrement. Admettons que ces phénomènes se passent au milieu des éléments d'origine des nerfs des sens, le malade aura des hallucinations ; si ce sont les éléments moteurs et sensitifs qui sont troublés dans leur arrangement normal, on aura des troubles de la sensibilité et de la contractilité musculaire : convulsions, contractures, paralysies, etc. Il ne saurait en être autrement pour les éléments nerveux des points du cerveau qui président à telle ou telle fonction d'un ordre plus élevé : attention, mémoire, imagination, etc. »

Il croit de plus, que, outre les modifications des capillaires, les éléments cellulaires sont certainement atteints dans leurs rapports entre eux ou dans leur texture et les manifestations qui en émanent en peuvent être troublées.

« Faute de meilleure explication, nous «disons que le choc détermine en eux une altération moléculaire. Ainsi les œufs fécondés voyagent difficilement en chemin de fer, l'ébranlement détruit chez eux l'aptitude à la reproduction. »

Telles sont les raisons proposées par les divers auteurs pour expliquer la production mécanique de l'amnésie. Nous sommes porté à croire que dans la majorité des cas les lésions sont rudimentaires, passagères, d'après ce fait clinique de la guérison habituelle des malades.

On a rarement d'ailleurs l'occasion de pratiquer des autopsies de sujets ayant présenté de l'amnésie traumatique et nous ne croyons même pas qu'il en existe de publiées. Tout se résume donc à des études, faites par analogie, avec ce que l'on constate dans des conditions à peu près semblables.

Nous croyons qu'il n'est point de questions où l'éclectisme s'impose avec plus de force que dans celle dont nous nous occupons.

Parcourons la série des faits ; au sommet de l'échelle nous rencontrons les traumatismes ayant produit des lésions des os du crâne, et des lésions matérielles macroscopiquement considérables.

Ici point n'est besoin d'explications multiples, on peut admettre que le cerveau tout entier a reçu un ébranlement suffisant pour détruire toutes conditions de fonctionnement.

A un degré inférieur il ne s'est agi que de commotions cérébrales. M. Duplay en distingue trois degrés. Chacun d'eux même le plus léger, s'accompagne toujours de la perte de la mémoire, ici l'ébranlement, les troubles circulatoires sont encore des raisons suffisantes pour expliquer l'amnésie.

Mais déjà nous avons assisté à une diminution dans l'intensité du traumatisme et dans l'étendue des lésions matérielles appréciables. La troisième catégorie de faits où la commotion est de plus en plus légère nous montre que la relation de cause à effet entre le traumatisme et l'amnésie est peut-être moins nécessaire qu'on ne serait tenté de le supposer au premier abord.

Ici, il n'est plus permis de supposer l'existence des lésions matérielles. Le traumatisme a été si léger, que, même les parties atteintes directement n'en ont conservé aucune trace ; *a fortiori* peut-on supposer que les lésions cérébrales doivent être insignifiantes.

Les auteurs qui se sont occupés des accidents nerveux consécutifs au traumatisme sont unanimes à reconnaître le peu de corrélation qui existe entre les lésions observées et les phénomènes présentés par les malades. Quelques rares foyers inflammatoires, un peu de piqueté hémorrhagique, sont les seules constatations faites lors de l'autopsie.

Nous en retiendrons simplement la preuve de troubles circulatoires assez accusés ; ceux-ci existent à coup sûr dans les cas où l'on a constaté l'amnésie traumatique.

D'autres considérations viennent jeter un jour nouveau sur la question, elles sont tirées des idées modernes sur la constitution anatomique et la physiologie du système nerveux.

Il est manifeste, en effet, les observations le témoignent, que les troubles mnésiques consécutifs au traumatisme sont essentiellement temporaires et méritent de prendre place dans cette classe de désordres que l'on qualifie

de fonctionnels ; il s'agit de troubles dans le fonctionnement nerveux, d'un arrêt dans la conductibilité. Voyons
donc quelles sont les conditions nécessaires au fonctionnement de cette dernière.

Quand dans un circuit électrique, le courant ne passe
pas, deux facteurs peuvent être mis en avant pour
expliquer l'arrêt du fonctionnement du système.

La pile n'est pas assez forte en pouvoir électro-moteur
pour vaincre les résistances du conducteur.

La résistance du conducteur a augmenté par un
mauvais contact ou une solution de continuité.

Le système nerveux, formé d'unités nerveuses, les
neurones placés bout à bout, se comporte comme une
série de conducteurs chargés de transmettre dans un
sens déterminé l'influx nerveux parti d'un point quelconque du névraxe ou les impressions perçues à la
périphérie.

Si nous admettons que l'amnésie résulte d'un défaut
de conduction, il nous faut élucider cette question de la
cause du défaut de conductibilité.

Nous ne saurions admettre ici la première hypothèse,
une excitation insuffisante ; il est impossible de faire
revivre le souvenir, même par des excitations énergiques
pas plus qu'il n'est possible de faire percevoir à un
hystérique anesthésique une excitation même très
intense (1).

C'est donc la seconde hypothèse qui seule est valable.
Il s'agit ici d'une interruption dans la conduction de
l'excitation.

____

(1) LÉPINE. — *Revue de méd.*, 1896, p. 650.

Le mécanisme intime de cet arrêt de la conductibilité varie avec la conception des rapports de contiguité des neurones.

Les auteurs peuvent se répartir en deux catégories à cet égard.

I. — Les arborisations terminales des neurones sont mobiles et peuvent entrer en contact au moment du passage de l'influx nerveux. D'après cette manière de voir l'amnésie résulterait de l'inertie des neurones incapables de se mettre en rapport pour assurer la transmission nerveuse. L'existence de cette mobilité est malheureusement contestée.

II. — Les neurones ont leurs terminaisons immobiles, soit que ces terminaisons soient continuellement au contact au moyen d'appuis adhésifs (Renaut), soit que ces arborisations des neurones ne se touchent pas et que le passage de l'influx nerveux de l'une à l'autre se fasse par une décharge, comme entre les armatures d'une bouteille de Leyde (Bechterew).

Dans les deux opinions c'est toujours une augmentation de la résistance au passage de l'influx nerveux aux extrémités des deux neurones contigus qui doit être incriminée.

HYPOTHÈSE DE BRANLY

Branly (1) a décrit sous le nom de radio-conducteurs, il y a sept ou huit ans, un appareil composé de la façon suivante :

C'est un tube ordinaire, contenant des corps métalliques réduits à l'état pulvérulent et mélangés dans des proportions déterminées à des corps isolants, tels que la résine et le soufre. Si on interpose dans un circuit un tube rempli de ce mélange, il se comporte comme un corps isolant et le courant ne passe pas. Mais si on provoque dans le voisinage une décharge électrique violente, la conduction se fait aussitôt à travers le tube et l'aiguille du galvanomètre accuse une déviation.

En cet état de choses, vient-on à imprimer un choc, si léger soit-il, au tube de Branly, on retombe immédiatement dans les conditions premières et le courant ne passe plus.

Les radio-conducteurs sont en somme des conducteurs discontinus, doués de cette propriété singulière, de devenir isolants à l'occasion du moindre choc et de reprendre leur conductibilité, sous l'influence directe ou à distance d'une décharge électrique. Dans le système nerveux les neurones sont accolés les uns aux autres comme les grains

(1) Branly. — Assimilation de la conductibilité nerveuse à la conductibilité électrique du radio-conducteur, *La Nature*, 28 mai 1898. — *C. R. Ac. sc.*, 22 novembre 1890, 12 janvier 1891, 12 février 1891, 6 et 27 décembre 1897. — *La lumière électrique*, 1891. — *Archives d'électricité médicale*, 1898. — Genest. — Pathogénie et traitement des paralysies hystériques, *Revue de médecine*, 1898.

L. Benoit.

2

de limaille dans le tube de Branly, peut-être se comportent-ils de même dans certaines circonstances.

A l'état physiologique on conçoit que le contact immédiat entre les neurones puisse ne pas être plus nécessaire pour assurer la conductibilité nerveuse que ne l'est le contact de grains de limaille immobilisés dans une substance isolante pour la transmission du courant électrique, à travers un tube de Branly. L'hypothèse de l'existence de mouvements amiboïdes dans les prolongements neurotiques n'est donc nullement nécessaire pour expliquer la transmission de l'influx nerveux, puisque cette transmission peut se faire à distance. Cette conclusion est favorable à l'opinion de Bechterew.

Si nous admettons cette analogie, entre le système nerveux et le radio-conducteur, il devient facile de comprendre l'arrêt soudain de la conductibilité nerveuse, dont l'absence entraînera suivant le système touché tel ou tel symptôme, amnésie ou paralysie.

Il est aisé de concevoir que le traumatisme, l'émotion violente puissent agir sur le système nerveux, comme le fait le choc sur le tube de Branly et déterminer brusquement l'arrêt de la transmission de l'influx nerveux.

On peut aller plus loin encore dans l'analyse des causes et se demander en quoi consistent exactement les troubles se manifestant par le mécanisme d'un arrêt dans la conductibilité nerveuse et relevant à n'en pas douter de facteurs multiples concourant tous à ce même but de l'inhibition, de la modification dynamique des éléments nerveux.

Les auteurs qui se sont occupés de la question mettent en avant l'intoxication et voici ce que dit M. Régis à ce sujet :

« L'amnésie traumatique, l'amnésie par choc moral ou hystérique, par absorption de gaz délétères ou par pendaison suicide, seraient pour moi également d'ordre toxique, et c'est parce qu'elles sont commandées par une cause unique, l'auto-intoxication, qu'elles sont cliniquement les mêmes.

« A l'appui de cette manière de voir on pourrait invoquer de nouveaux arguments, notamment les travaux récents et déjà bien connus démontrant l'importance de l'auto-intoxication, soit dans les grandes commotions physiques et morales, soit dans les accidents de l'hystérie. J'ajoute, et c'est là à mon sens un fait très important, que l'amnésie rétro-antérograde peut être observée indépendamment de toute espèce d'hystérie, d'alcoolisme ou de traumatisme dans les maladies infectieuses, fébriles, ainsi que Scianamma vient de le démontrer.

« L'amnésie avec ses divers caractères se rencontre donc à la base et comme expression dominante de certains états toxiques, depuis l'alcoolisme et ses analogues, jusqu'aux maladies infectieuses fébriles, aux polynévrites, aux ictus opératoires, etc., si bien qu'on peut se demander aujourd'hui si toute manifestation grave d'amnésie ne correspond pas à des phénomènes d'extra ou d'auto-intoxication. »

Fabre, dans sa thèse sur l'amnésie consécutive à la pendaison suicide, est du même avis, et il cite à l'appui de son opinion les travaux de Charvin et Roger, exposés par Bouchard au Congrès international de médecine interne de Berlin, en 1890, et qui ont montré que les états hystériques, les troubles cérébraux d'origine traumatique ou passionnelle avaient un contre-coup dans le sang.

Ils ont prouvé par une série d'expériences très délicates que le sérum sanguin des individus soumis à une fatigue cérébrale exagérée, à une détente nerveuse violente, à la frayeur, était plus chargé d'éléments toxiques que celui d'individus normaux; que par suite sa propriété bactéricide était diminuée. Voici, entre mille, une de leurs expériences. On enferme un lapin pendant quatre heures dans un cylindre, animé d'un mouvement continu et rapide qui obligeait l'animal à marcher en sens inverse des mouvements du cylindre. On fit ensuite l'examen bactériologique du sang, et on trouva ce dernier si riche en microbes, qu'une goutte de ce dernier donnait 800 colonies. La peur et les secousses avaient provoqué un véritable arrêt des centres nutritifs. Bouchard a démontré en outre que toutes les influences nerveuses inhibitrices sont un obstacle au phagocytisme normal qu'exécutent les cellules lymphatiques en lutte avec les microbes.

On doit en conclure qu'irrigation sanguine, choc moral, ébranlement psychique, ne sont que des causes occasionnelles ; la cause unique est la viciation du sang qui se charge de toxines particulières, dont la nature est encore inconnue.

En résumé, de cette longue exposition de théories pathogéniques, nous en arrivons à conclure que l'amnésie, perturbation de l'une des fonctions les plus importantes du cerveau, reconnaît comme cause une intoxication d'ordre externe ou interne. Cette intoxication amenant de tels changements dans l'état dynamique des cellules, que la conduction nerveuse ne peut plus se faire et que par suite les éléments isolés les uns des autres se trouvent placés momentanément dans un état équivalent au point de vue de leur fonctionnement à celui qui se produit alors que ces éléments nerveux sont détruits eux-mêmes avec cette différence essentielle qu'il s'agit simplement ici d'un arrêt momentané susceptible de disparaître au bout d'un temps variable.

Si le traumatisme à lui seul, et la chose est incontestable, est capable de produire l'amnésie de toutes pièces, il n'en est pas moins vrai qu'au cours des observations cliniques il se rencontre certaines conditions qui peuvent avoir une action indubitable sur l'apparition des phénomènes amnésiques et qu'il est de première nécessité de bien connaître, afin de pouvoir estimer en pleine connaissance de cause le rôle exact joué par le traumatisme dans la production de l'amnésie. L'étude de ces causes favorisantes va nous occuper maintenant, aussi bien sont-elles de première importance pour le médecin légiste.

On peut, pour la clarté de l'exposition, les ranger en deux grandes classes, les unes sont plutôt fortuites et accidentelles, les autres tiennent à des causes héréditaires, à des tares constitutionnelles de l'individu, elles peuvent également être professionnelles.

Occupons-nous d'abord de la première variété — des causes accidentelles pouvant placer l'individu en état de moindre résistance. L'ivresse peut être mise au premier rang. C'est d'ailleurs, ainsi qu'on le verra plus loin, une cause suffisante à elle seule d'amnésie, rien d'étonnant à ce que ses effets s'ajoutent à ceux du traumatisme ; d'où la nécessité absolue pour le médecin légiste de s'enquérir de l'état d'ébriété dans lequel pouvait être son malade au moment où il a été victime d'un choc.

La colère peut également influencer beaucoup l'appa-

rition de l'amnésie. On trouvera dans l'ouvrage de
M. Sollier une observation typique à cet égard, l'amnésie n'y saurait reconnaître une autre étiologie ; nous
retombons ici dans cette idée de M. Janet, de la distraction comme facteur essentiel de l'annihilation des facultés
mentales.

L'émotivité naturelle d'un sujet est au premier chef
une condition favorisante dans la production de l'amnésie ; nous nous bornons à la signaler ici ; son histoire, en
effet, est celle de l'émotion en général et l'on sait depuis
les beaux travaux de Janet quel rôle elle joue dans le
phénomène de désintégration des synthèses mentales.
Elle nous sert de transition pour arriver à la seconde
catégorie de conditions secondes favorisantes : les conditions liées à l'individu lui-même.

Le traumatisme, c'est notre conviction ainsi que celle
de beaucoup d'auteurs, est susceptible de produire de
toutes pièces la névrose traumatique, alors même que le
traumatisé serait indemne de toute tare constitutionnelle.
A plus forte raison verra-t-on apparaître des manifestations nerveuses chez les individus en état de moindre
résistance. Il faudrait passer en revue toutes les conditions héréditaires, susceptibles de créer une moindre
résistance pour être complet sur ce point. Comme il n'y a
rien de bien particulier à l'amnésie, nous n'insisterons
pas, tout en signalant d'une façon expresse la manière de
procéder, lors de l'examen, à la recherche attentive des
diverses malformations physiques ou des divers troubles
mentaux que l'individu peut présenter ; de s'enquérir
d'une façon précise de son état héréditaire, constitutionnel et psychique antérieur, ces divers facteurs jouant

un rôle de première importance, nous ne saurions trop le répéter.

Il n'est pas jusqu'à l'état de faiblesse plus ou moins accentué dans lequel se trouvait l'individu, qui ne mérite d'attirer l'attention. M. Polis (1) a montré la part importante prise par l'état d'*anémie* dans l'établissement et la durée des phénomènes symptomatiques de la commotion cérébrale, cet état de nutrition défavorable ne saurait manquer de jouer un rôle considérable dans le mauvais fonctionnement du système nerveux d'où résulte la production des phénomènes pathologiques dont l'amnésie est un des plus curieux.

(1) *Revue chirurg.*, 1891.

ÉTUDE CLINIQUE

———

On est étonné en présence des faits cliniques de la multiplicité des formes que peut revêtir l'amnésie traumatique. Comme le dit fort bien M. Sollier, l'amnésie traumatique peut revêtir toutes les formes connues, de toutes les manières possibles, c'est-à-dire qu'on ne peut donner d'elles une description univoque. Néanmoins, dans le chaos des faits, il est certaines modalités d'amnésie qui se présentent assez souvent pour légitimer une place à part dans le tableau symptomatique; ce sont elles qui vont nous occuper.

L'amnésie simple est la plus fréquente si on envisage à la fois les cas où on la rencontre à l'état isolé, et ceux où elle est associée à d'autres formes d'amnésie; à ne prendre au contraire que les observations où elle se trouve signalée seule, elle est assez rare. Peut-être parce qu'à cause de son peu d'importance on néglige la publication des observations qui la mentionnent. On sait qu'elle consiste dans l'oubli de l'événement et des circonstances qui l'ont accompagné. Le malade perd ordinairement connaissance au moment du choc et au réveil il ne présente aucune conscience de ce qui lui est arrivé. Deux suppositions sont également permises au sujet de son mécanisme. Ou bien les cellules cérébrales n'ont reçu aucune impression et par suite ne peuvent rien rendre, c'est probablement ce qui a lieu quand le malade ne se rappelle jamais ce qui a eu lieu et alors c'est de l'amnésie par absence de mémoire; ou bien les impressions faites sur le cerveau ont été trop faibles pour être conservées, c'est alors de l'amnésie par oubli, par perte de la reviviscence. On peut aussi admettre qu'il y a eu des impressions isolées qui n'ont pas donné lieu à ce que M. Janet appelle la perception personnelle qui serait aussi indispensable à l'exercice de la mémoire que les autres opérations psychiques de fixation et de récollectionnement.

Dans ce dernier cas l'amnésie serait due à un trouble apporté dans les opérations psychiques les plus élevées.

Il semble toutefois qu'à s'en rapporter aux observations il s'agisse dans la majorité des cas d'une absence de fixation ou d'une fixation insuffisante.

L'amnésie rétrograde est assurément la plus curieuse de toutes les formes cliniques d'amnésie. Comme son nom l'indique elle comprend la perte de souvenirs ayant déjà existé, ayant apparu à maintes reprises dans le champ de la conscience au gré de l'individu. Son étendue est variable; tantôt elle ne porte que sur les circonstances immédiatement liées à l'accident, il semble que dans ce cas tout ce qui se rapporte à ce dernier ne forme qu'un bloc qui périt en même temps; d'autres fois, et c'est alors que l'explication des faits devient difficile, la perte des souvenirs remonte plus loin dans le passé.

La perte des souvenirs peut porter sur une journée, une semaine, des mois, des années, la plus grande partie de la vie de l'individu même. Témoin une de nos observations où la perte de souvenirs s'étendait au début sur tout ce qui s'était passé depuis vingt années, témoin aussi cette observation de Forbes Wincslow où il est rapporté qu'un clergyman à la suite d'une commotion causée par une chute resta plusieurs jours inconscient et que revenu à lui il se trouvait dans l'état d'un enfant intelligent ; ce malade quoique d'un âge mûr dut recommencer ses études classiques.

Les limites de cette forme d'amnésie sont ordinairement fort nettes, également tranchées en avant et en arrière, si l'on peut s'exprimer ainsi. De plus il est un autre caractère extrêmement important, c'est la disparition de tous les souvenirs quelle que soit l'intensité des impressions premières qui les avaient produits.

Le mécanisme psychologique par lequel se constitue un tel mode d'amnésie est extrêmement complexe. M. Sollier a essayé d'en donner une explication qui peut peut-être s'appliquer à certains cas. Il ne s'agit évidemment pas ici d'un trouble de la fixation ni de la conservation — l'individu a pu rappeler ces souvenirs, maintenant disparus, à maintes reprises, la conservation est certaine, puisque cette amnésie guérit. Il s'agit donc uniquement d'un trouble portant sur la mémoire de récollectionnement.

Est-ce donc une perte de l'évocation, de la reviviscence ou de la reconnaissance? Cette dernière peut être éliminée. A coup sûr les troubles qui résultent de ces perturbations sont trop différents de ceux qui nous occupent pour qu'il soit permis de songer à une reconnaissance défectueuse.

Il est beaucoup plus difficile de dire qu'il ne s'agit pas

ici d'un trouble portant sur l'évocation. M. Ribot (1) ne pense pas qu'on puisse résoudre la question.

Il est une loi psychologique qui semble régir la formation de la mémoire, c'est la loi de stratification des souvenirs. Les souvenirs ne se groupent pas à la diable, sans ordre; ils viennent se graver au fur et à mesure de leur production dans les cellules les plus superficielles de l'écorce cérébrale et petit à petit, au fur et à mesure que l'homme avance en âge, ils gagnent les couches les plus profondes, abandonnant la place aux plus récents. C'est une loi absolument générale et acceptée par tout le monde, qui trouve d'ailleurs sa vérification dans les dysmnésies progressives et surtout dans ces observations de régression et de reconstitution de la mémoire où les faits récents disparaissent avant les faits anciens et réapparaissent dans l'ordre inverse. Nulle part, peut-être, cette loi n'est plus flagrante que dans l'amnésie rétrograde. Il semble donc d'après ces données que l'on puisse invoquer ici, comme raison de la modalité bizarre et au premier abord inexplicable de l'amnésie traumatique rétrograde, une moindre résistance des traces déposées les dernières au sein du cortex (2).

M. Sollier a donné de cette forme d'amnésie une explication psychologique basée sur la formation d'une synthèse générale liée par des liens étroits à l'accident lui-même et ne se maintenant dans le champ de la conscience que grâce à la conservation du souvenir de cet accident

(1) Ribot. — *Maladies de la mémoire*, page 75.

(2) Ribot et Janet comparent ces souvenirs aux maisons nouvellement construites qui se laissent plus facilement abattre par les orages que les vieilles constructions.

lui-même, les autres souvenirs faisant partie de la synthèse étant trop faibles et y prenant trop peu de place pour servir d'étincelle évocatrice. Le souvenir de l'accident ayant disparu, les autres souvenirs ne sauraient être assez forts pour servir à l'évocation; ils demeurent donc inconscients jusqu'au jour où l'impression produite par le phénomène causal ayant diminué, ils reprennent une vivacité suffisante pour être conscients. Dans d'autres cas on peut également faire intervenir l'émotion ou l'idée de temps.

A bien considérer les faits, l'explication est rationnelle. Un seul fait est certain, c'est l'impossibilité du rappel des souvenirs ayant déjà existé.

Au lieu de porter sur les faits antérieurs à l'accident, les perturbations de la mémoire peuvent s'exercer sur des faits postérieurs à celui-ci, constituant ainsi ce que M. Charcot a appelé amnésie antérograde.

Plusieurs modalités cliniques de cette amnésie ont été distinguées depuis la mise en évidence de ces troubles.

L'amnésie antérograde est dite antérograde de conservation lorsque de l'interrogatoire du malade on acquiert cette impression que le sujet est incapable de fixer aucune image nouvelle.

On la nomme au contraire amnésie antérograde de reproduction, dans les cas où l'individu n'a aucun souvenir des actes qu'il a accomplis pendant une certaine période consécutive à l'accident.

D'après M. Sollier, qui le premier a établi cette distinction, voici quelle serait la raison de modalités si différentes d'amnésies antérogrades :

L'amnésie antérograde de reproduction et l'amnésie

antérograde de conservation diffèrent, probablement par
ce fait, que dans la première les impressions des faits
successifs qui se sont produits se sont synthétisées
ensemble ; mais si ces faits n'ont donné lieu qu'à des
impressions isolées, on se trouve en présence d'une
amnésie de conservation.

Pour élucider cette question, il faut, dit M. Sollier, se
reporter aux cas où la période subconsciente consécutive
à l'accident se prolonge sur un très long espace de
temps.

On remarque que chez les sujets où les choses se passent
ainsi, la durée de l'impression est parfois d'une fugacité
extraordinaire et que l'oubli survient au bout d'une
minute.

Le sujet est par suite incapable de relier les événements
les uns aux autres tout en paraissant en avoir conscience.
Sa vie n'est plus qu'une succession de moments d'impressions isolées. Il peut synthétiser, il est vrai, tous les
éléments de chaque impression pour avoir conscience à
chaque moment de sa personnalité actuelle, mais il est
incapable de synthétiser à leur tour les images de ces
impressions successives pour avoir la notion de sa personnalité passée. Il semble d'ailleurs que cette absence de
synthèse soit due à la faiblesse des images ; on ne peut
obtenir cette synthèse que par l'hypnotisme.

Peut-être d'ailleurs, comme le remarque justement
Sollier, amnésie antérograde de reproduction et amnésie
antérograde de conservation ne sont-elles que deux degrés
différents d'un même état.

Chez les hystériques il est possible de rencontrer un
degré plus élémentaire encore d'amnésie antérograde,

nous voulons parler de l'amnésie liée aux troubles de la perception.

On a noté chez certains hystériques, en effet (1), que l'amnésie continue est liée à de très grands troubles de perception et varie avec eux.

Il est probable, dit M. Janet, que ce qui fait défaut ici, c'est la liaison, la systématisation des images qui est définitivement absente parce que la synthèse mentale n'a pas été effectuée au moment de la perception. Si nous lisons un livre chinois sans le comprendre, nous ne pouvons évidemment pas conserver le souvenir des idées contenues dans ce livre. L'amnésie continue se rattache donc ici au trouble de la perception.

L'amnésie continue, ainsi que l'entend M. Janet, comprend cette variété d'amnésie antérograde que M. Sollier a désignée sous le nom d'amnésie antérograde de conservation. M. Janet considère cette forme d'amnésie non comme une perte de souvenir puisqu'il n'y a pas souvenir, mais plutôt comme un trouble dans la façon de percevoir les choses, dans l'attention.

A côté de ces grandes modalités cliniques de l'amnésie traumatique, peuvent se ranger, dans un second chapitre, ces troubles bizarres de la mémoire observés parfois par les auteurs mais qui paraissent, ainsi qu'on l'a remarqué plusieurs fois en ces dernières années, fortement suspects au moins pour une partie d'entre eux. Il n'y a de curieux que ce que l'on connaît mal, a-t-on dit souvent, et la preuve en est dans la rareté des observations nouvelles qui en font mention. Quelques-uns de ces faits ont

(1) JANET et RAYMOND. — *Névroses et idées fixes*, t. I, p. 133.

cependant assez d'authenticité pour qu'on puisse au moins les signaler, tout en constatant expressément et leur rareté et les réserves à faire sur leur compte.

Afin de ne plus revenir sur leur sujet, nous allons en citer quelques exemples.

On a signalé à la suite de traumatisme des pertes de mémoire systématisées, la perte d'une langue étrangère, par exemple.

Le docteur Beatties rapporte qu'un de ses amis ayant reçu un coup sur la tête avait perdu tout ce qu'il savait de grec, mais que par ailleurs sa mémoire ne paraissait avoir souffert en aucune façon.

Dans le cas suivant on a noté une perte de l'art de la musique.

Un enfant, après s'être violemment heurté la tête, reste trois jours inconscient. En revenant à lui, il avait oublié tout ce qu'il savait de musique. Rien autre n'avait été perdu (1).

Dans d'autres cas, comme le fait avec juste raison remarquer M. Ribot, on voit disparaître momentanément les souvenirs les mieux organisés, les plus stables, tandis que d'autres qui présentent le même caractère restent intacts.

L'interprétation de ces faits est très obscure.

Les renseignements que peut fournir l'examen du facies et de l'habitus extérieur du malade dans les cas d'amnésie traumatique sont ordinairement de peu d'importance ; c'est le tableau du traumatisé ordinaire qui se présente dès l'abord à l'œil de l'observateur.

(1) CARPENTER. — *Mental physiology*, p. 413.

Trousseau l'a trop bien décrit pour qu'il soit nécessaire d'y revenir. Le malade est comme étourdi, il présente à la fois un mélange d'étonnement et de stupeur, n'ayant qu'une conscience relative de ce qui se passe autour de lui. Peu à peu la conscience revient entièrement et c'est alors seulement qu'on peut essayer de délimiter la part exacte prise par l'absence de la mémoire dans la physionomie du malade.

S'il n'y a que de l'amnésie simple, tout est bien vite effacé. Le malade apprend de la bouche des spectateurs ce qui vient de se passer et une fois la scène reconstituée, il revient vite à son état normal.

Mais l'amnésie simple, nous l'avons déjà dit, est une rareté, le plus souvent elle s'accompagne d'amnésie soit rétrograde, soit antérograde.

N'ayant en vue pour le moment que les modifications purement extérieures, physiques, survenues sous l'influence de ce trouble, nous seront forcément bref.

Dans l'amnésie rétrograde, c'est toujours l'étonnement qui semble dominer la scène et encore cet étonnement peut-il être imputé soit à la commotion, soit aux recherches faites par l'entourage pour essayer de rappeler les souvenirs. En somme, dans les cas d'amnésie rétrograde on ne saurait dire qu'il est à l'heure actuelle des modifications dans l'allure générale de l'individu, dans sa physionomie que l'on pourrait rattacher avec certitude au défaut de mémoire.

Dans l'amnésie antérograde la scène est différente, M. Sollier ayant eu l'occasion d'examiner deux malades qui présentaient cette forme d'amnésie nous lui emprunterons la description suivante.

« Dans ce cas, dit-il, l'aspect du malade sans être caractéristique a quelque chose de personnel. Dans deux cas
que j'ai été à même d'observer et où il s'agissait de deux
femmes, les malades avaient l'air hébété, semblaient ne
penser à rien, paraissaient sc: tir d'un rêve qu...nd on leur
adressait la parole, ne la pren nt p: 3 spontanément. Leurs
mouvements étaient lents, le regard éteint, un sentiment
d'apathie, d'atonie se traduisait sur leur physionomie et
dans toute leur attitude. Elles restaient volontiers immobiles, assises la tête penchée, les mains sur les genoux,
comme plongées dans une sorte de rêverie et peu ou pas
sensibles à ce qui se passait autour d'elles.

L'atonie des traits donne à la physionomie une certaine tristesse et on pourrait prendre ces malades pour
des mélancoliques et des paralytiques généraux à forme
dépressive. Le regard n'a cependant ni l'éclat de celui
des mélancoliques, ni la fixité dans le vide de celui des
paralytiques. Ce sont là du reste des nuances qui
échappent à toute description méthodique. C'est une
affaire d'impression générale indéfinissable, mais qui fait
tout de suite pressentir qu'on est en face d'une maladie
qui ne rentre pas dans le cadre ordinaire des affections
dont elle semble au premier abord se rapprocher.

Poursuivant l'examen dans chacune des modalités
d'amnésie observées, on ne tarde pas à être convaincu
que si d'ordinaire l'état mental de l'individu est intact, il
ne s'en produit pas moins certaines modifications dans sa
personnalité, modifications d'ailleurs subordonnées étroi-
tement à l'étendue de l'amnésie. Voici ce que disent les
auteurs :

La personnalité résulte de deux facteurs fondamentaux,

la constitution du corps, avec les tendances et les sentiments qui le caractérisent, et la mémoire (Ribot).

L'amnésie simple apporte naturellement peu de modifications à la personnalité, la chose se conçoit facilement.

Bien différent est le problème dans l'amnésie rétrograde et dans l'amnésie antérograde. Dans le premier cas, nous l'avons dit, il s'agit d'une destruction de la personnalité déjà construite; dans le second, c'est un arrêt de construction de cette même personnalité.

Remarquons-le tout d'abord, c'est avant tout une question d'étendue de l'amnésie. Voici ce que dit M. Pitres :

Supposez un instant qu'un sujet, âgé de trente ans, perde subitement le souvenir de ce qu'il a connu et appris dans les quinze dernières années de sa vie; par le fait même de cette amnésie partielle, il se produira dans l'état mental du sujet une transformation radicale. Il parlera, agira, raisonnera, il aura les connaissances, les goûts, les sentiments, les mœurs qu'il avait à quinze ans. Au point de vue mental ce ne sera plus un adulte, mais un adolescent.

M. Voisin, dans le *Dictionnaire de science médicale*, s'exprime ainsi : « L'état physique de l'individu varie beaucoup suivant l'étendue du phénomène et l'état de simplicité ou de complication de l'affection; dans le cas de démence complète, le malade s'irrite, s'impatiente, se désespère plus ou moins (l'observation d'Arnozan est caractéristique à cet égard), il se produit toujours chez lui de la tristesse, du découragement et de la crainte de ne pouvoir plus entrer en relation avec ses semblables. »

C'est qu'en effet le rôle de la mémoire est primordial

dans la mentalité d'un individu. Elle est, dit Richet, la clef de voûte de l'édifice intellectuel, sans elle, il n'y aurait ni jugement, ni raisonnement, ni conscience, ni personnalité ; sans elle l'éducation serait impossible, la perfectibilité nulle ; sans elle nous aurions encore des sensations passagères, mais nous n'aurions pas d'idées, car l'idée que nous nous faisons d'une chose est toujours formée par la collection de nos souvenirs relatifs à cette chose. Il en résulte qu'un malade qui n'aurait pas ou n'aurait plus de mémoire, serait privé par cela même de toutes ses facultés intellectuelles. Il serait un dément complet incapable de penser et de raisonner, d'associer deux idées, de concevoir les rapports qui unissent les diverses parties d'un jugement.

M. Pitres ne nous dit-il pas que les hystériques pendant le sommeil hypnotique peuvent perdre complètement le souvenir de ce qu'ils ont appris pendant une longue période de leur existence et perdent alors du même coup la notion de leur personnalité actuelle et reprennent celle qu'ils avaient au moment précis où s'arrête leur mémoire.

Le clergyman dont parle Carpenter était dans l'état d'un enfant intelligent.

De tels faits sont rares dans l'amnésie traumatique, ordinairement l'amnésie rétrograde est beaucoup plus limitée et c'est dans chaque cas particulier qu'il faudrait faire une étude attentive de la mentalité de l'individu pour voir jusqu'où s'étendent les troubles de la personnalité.

Il est bien évident d'ailleurs que des circonstances multiples entrent ici en jeu. L'amnésie traumatique se manifeste surtout dans le domaine de la mémoire psychique, les troubles de la mémoire organique sont ici rares. Un individu chez qui la mémoire psychique joue un grand rôle. un penseur, un philosophe, un médecin souffrira certainement davantage et présentera des perturbations dans sa personnalité beaucoup plus accusées qu'un simple manouvrier.

Dans l'amnésie antérograde de conservation, c'est la construction de la personnalité nouvelle qui est arrêtée, l'individu devient par suite incapable de perfectibilité. On s'explique aisément le trouble apporté dans la mentalité de l'individu par une telle amnésie surtout si elle dure un certain temps. Les effets peuvent être rangés sous les divers chefs suivants :

Sécurité de l'individu, sécurité de la société ou responsabilité de l'individu. C'est qu'en effet un trouble de cette espèce n'est point une petite infirmité. Les oublis d'une hystérique, Berthe, qui survenaient à chaque instant de la journée, l'ont fait renvoyer du magasin où elle travaillait et l'ont réduite à la misère.

Une autre hystérique, Mme D..., dont nous avons déjà parlé, mordue par un chien enragé, ne s'en souvenait plus, et on a dû la transporter à Paris et la placer pendant des mois à la Salpêtrière, loin de son mari et de ses enfants. Une lésion pour être morale, dit M. Janet (1), n'en est pas moins réelle et quelquefois très grave, et l'on peut toute sa vie être enfermé dans un asile pour un simple trouble de la notion de personnalité.

(1) Janet. — *État mental des hystériques*, p. 111.

OBSERVATIONS

OBSERVATION I

(AZAM)

En septembre 1888 on apporte dans le service de M. Demons
à l'hôpital Saint-André de Bordeaux, un homme de vingt-
deux ans, serrurier-ajusteur. Cet homme, travaillant sur le
pont d'un transport de l'État en construction, a fait une chute
d'environ 20 mètres, et il n'a d'autre blessure qu'une forte
blessure à la partie latérale gauche de la tête. Il a perdu complètement connaissance et ne revient à lui que douze heures
après l'accident. Après quelques heures d'hébétude alternant
avec de l'agitation, il reprend possession de toutes ses facultés
mais il a non seulement perdu le souvenir de son accident,
mais de tout ce qu'il a fait la veille. Je l'interroge cinq jours
après, la mémoire lui est revenue en partie, mais il lui est
impossible de dire le point du navire sur lequel il se trouvait,
il sait, mais très mal, qu'il est venu le matin à pied à l'heure
habituelle, mais ses souvenirs s'arrêtent au moment où il a
commencé son travail.

Quarante jours après X... se souvient très bien des circonstances de la course à pied qui a précédé son arrivée au chan-
tier, mais ses souvenirs s'arrêtent dix minutes environ avant
l'accident. Ainsi il ne se rappelle pas être monté à l'échelle qui
lui a donné accès sur le pont du navire. Il est probable que
cette lacune de peu d'importance sera comblée plus tard.

Il est impossible de rencontrer un exemple plus net de lésion de la mémoire, les autres facultés étant absolument intactes et d'étudier une amnésie rétrograde mieux caractérisée.

OBSERVATION II

(AZAM)

En mai 1880 a été apporté dans le service de M. Tillaux, à l'hôpital Beaujon, un homme de trente-six ans qui avait fait une chute de 36 mètres de haut; il a perdu connaissance pendant environ deux heures et ne présente aucune fracture.

Le lendemain son intelligence paraît complète sauf un peu d'hébétude, mais le malade a perdu le souvenir non seulement des circonstances de l'accident mais de tout ce qui s'est passé dans la journée qui l'a précédé.

Les jours suivants la mémoire est revenue peu à peu.

J'ai revu souvent ce malade et après quinze à vingt jours, s'il ignorait les circonstances de sa chute, il se souvenait parfaitement de la journée de la veille.

Cette amnésie était limitée à ce qui s'était passé pendant la journée précédente, car toutes les notions antérieurement acquises étaient restées intactes. Ainsi il se souvenait parfaitement de son adresse, savait toujours, lire, écrire, compter, etc.

OBSERVATION III

(CARPENTER, *Mental physiology*)

Un homme conduisait en cabriolet sa femme et son enfant. Le cheval pris de frayeur s'emporta. Après de vains efforts pour en devenir maître, le conducteur fut jeté violemment à terre et reçut une forte secousse au cerveau.

En revenant à lui il avait oublié les antécédents immédiats de l'accident. La dernière chose qu'il se rappelait, c'était la rencontre d'un ami sur sa route à environ deux milles de l'endroit où il avait été renversé.

Mais il n'a conservé jusqu'à ce jour aucun souvenir des efforts faits pour maîtriser le cheval, ni de la terreur de sa femme et de son enfant.

OBSERVATION IV

(Azam)

M. D. R..., âgé de quarante ans, négociant, montant un cheval difficile est désarçonné et traîné pendant quelques mètres. Il perd connaissance pendant environ une heure. Après ce temps M. D. R..., ouvre les yeux et reconnaît les assistants, ne présente aucune forme de délire, mais ignore absolument les circonstances de sa chute, il nie même être monté à cheval, bien que cet acte ait précédé de quelques heures l'accident dont il a été victime.

Pendant les trois jours qui suivent ses idées prennent plus de précision et la légère hébétude qu'avait M. D. R... au début disparaît complètement. Cependant le souvenir des faits qui ont immédiatement précédé l'accident ne revient pas et deux mois après il n'était pas encore complet. Cependant à ce moment sa santé est parfaite au physique comme au moral.

OBSERVATION V

(Laycock, cité par Ribot, *Maladies de la mémoire*)

Le mécanicien d'un navire à vapeur tombe sur le dos, le derrière de sa tête heurte contre un objet dur, il reste quelque temps inconscient.

Revenu à lui il recouvre assez vite une parfaite santé physique, il conserve le souvenir de toutes les années écoulées jusqu'à son accident. Mais à partir de ce moment la mémoire n'existe plus, même pour les faits strictement personnels. En arrivant à l'hôpital, il ne peut dire s'il est venu à pied, en voiture ou en chemin de fer. En sortant de déjeuner il oublie qu'il vient de le faire, il n'a aucune idée du jour, ni de l'heure, ni de la semaine. Il essaye par la réflexion de répondre aux questions qui lui sont posées, il n'y parvient pas. La parole est lente mais précise. Il dit ce qu'il veut dire et lit correctement. Cette infirmité disparut grâce à un traitement approprié (?).

OBSERVATION VI

(AZAM)

En 1870, un homme robuste, renversé par sa voiture, éprouve une violente commotion cérébrale, après une perte de connaissance d'un quart d'heure à vingt minutes il revient à lui, mais il a complètement perdu le souvenir de son voyage et de tout ce qui s'y rapporte.

Avant le moment où il a été renversé était-il en voiture ? Que venait-il faire à Ribérac ?

Il ne pouvait coordonner les idées qui représentaient les réponses à lui faites. Ce phénomène torturait ce malade qui, malgré sa vive intelligence, ne pouvait parvenir, quelque obstination qu'il y mît, à retrouver le fil de ses souvenirs.

OBSERVATION VII

(KEMPFERN, *Mémoires de l'Académie de médecine*)

Un officier de mon régiment, 7ᵉ d'infanterie, âgé de vingt-huit ans, d'une stature au-dessus de la moyenne, d'une constitution un peu grêle et d'une assez forte coloration de la face, fit une chute de cheval ; mais avant de parler du fait principal, je dois faire mention de quelques détails bien insignifiants en eux-mêmes, mais qu'il est nécessaire de connaître parce qu'ils se lient à un phénomène remarquable. Ainsi il faut dire que dans les derniers jours de novembre ce militaire fut blessé au pied gauche par le frottement d'une botte; il faut dire aussi qu'il alla le 30 novembre à Versailles pour avoir un entretien avec son frère, qu'il y dîna, qu'il revint le même soir à Paris et qu'en rentrant à Paris il trouva une lettre de son père sur la cheminée.

Maintenant voici le fait. Le 1er décembre cet officier se rendit à huit heures du matin au manège de la rue de Varennes, près le boulevard des Invalides, où il prenait de temps en temps des leçons d'équitation. Il avait à peine fait quelques tours de manège lorsque son cheval fit un écart, s'abattit, le jeta sur le sol couvert d'une terre peu dure de manière, d'après ce que m'a dit le maître du manège, qu'il tomba sur la partie droite du corps et surtout sur le pariétal droit. Cette commotion fut suivie immédiatement de quelques vomiturations et d'une légère syncope. Il fut placé sur une chaise et, revenu à lui, l'écuyer l'engagea à remonter à cheval afin de dissiper un reste d'étourdissement par les secousses de cet exercice.

L'officier docile reprend sa leçon et la continue pendant trois quarts d'heure avec la plus grande régularité; cependant il dit de temps en temps à l'écuyer : « Je sors comme d'un rêve, qu'est-ce qui m'est donc arrivé? » On lui répond qu'il est tombé de cheval, mais oubliant presque immédiatement la réponse qu'on vient de lui donner il renouvelle la même question. La leçon finie, il recommence encore. L'écuyer voyant dès lors quelque chose d'extraordinaire chez cet officier le reconduit à pied dans son logement rue Plumet, où ils arrivent ensemble vers dix heures.

Demeurant dans la même maison je suis aussitôt prévenu et je me rends sur-le-champ auprès du malade. Il était debout, il me reconnut parfaitement, me salua comme de coutume et me dit aussitôt : « Je suis comme si je sortais d'un rêve, qu'est-ce qui m'est arrivé? — Vous êtes tombé de cheval, » fut encore la réponse de l'écuyer, et un moment après même question. On me fait le récit de tout ce qui s'est passé, j'examine le malade.

Son regard avait l'expression de l'étonnement, les pupilles étaient dans l'état naturel, elles se dilataient par l'abaissement des paupières, elles se contractaient à la lumière avec vivacité. La face était fortement animée, mais pas beaucoup plus que dans l'état habituel, la parole était libre, la respiration facile, le malade répondait juste à toutes les questions, ne se plaignait que d'un sentiment de confusion dans la tête et d'une légère douleur aux dernières fausses côtes gauches.

J'examine ces régions et toutes les parties de la tête, mais je ne découvre aucune marque apparente de lésion, il fait quelques tours de chambre et je ne vois rien d'irrégulier dans sa marche. En explorant le pouls je le vois très faible et très lent, il n'y avait pas quarante pulsations, les battements du cœur offraient la même faiblesse et la même lenteur.

Je prescrivis quelques demi-tasses d'une légère infusion de feuilles de mélisse, des frictions chaudes et sèches sur la région précordiale, le repos au lit, la tête élevée, un bain de pieds aiguisé avec du vinaigre et six onces de moutarde et des applications fréquentes sur la tête de compresses imbibées d'un mélange d'eau froide, de vinaigre et d'alcool aromatique. En lui parlant de bain de pieds avec de la moutarde je crus devoir le prévenir que ce bain pourrait lui causer une assez grande douleur à l'endroit blessé du pied gauche. « Comment, me dit-il, je suis blessé au pied ? je ne me le rappelle pas. » J'avais beau lui dire qu'il était venu deux jours auparavant me demander des conseils pour cette blessure, il ne se rappela ni avoir été blessé par la botte, ni m'avoir consulté à cet égard.

Pendant cette première visite son domestique lui rappela son voyage à Versailles la veille, sa sortie de la maison avant huit heures du matin et quelques ordres qu'il lui avait donnés avant de sortir ; le maître du manège lui répéta également en ma présence tous les détails de son arrivée au manège, de l'exercice qu'il y avait pris, de l'accident qui lui était arrivé et comment il venait de le reconduire à la maison ; eh bien, rien de tout cela n'était dans sa mémoire et cependant il connaissait parfaitement son domestique et son écuyer et appelait chacun par son nom, il savait parfaitement aussi qu'il était officier et qu'il était de semaine.

Logé comme je l'ai dit dans la même maison je n'ai pas laissé passer une heure sans le voir et l'observer, mais chaque fois que je revenais à lui il croyait toujours me voir pour la première fois; il ne se rappelait ni de son écuyer qui venait de le quitter, ni d'un de ses amis qui le quittait également à l'instant même et qu'il avait parfaitement reconnu lorsqu'il était près de lui, il ne se rappelait ni de s'être couché par mon ordre, ni de s'être déshabillé lui-même, ni d'avoir pris un bain de pieds, ni qu'on lui eût fait des frictions, ni qu'on lui eût donné à boire, quoique toutes ces choses vinssent d'être faites à l'instant même. Lui ayant demandé s'il avait uriné, il ne put me répondre affirmativement et cependant il avait fait cette fonction cinq minutes auparavant. En un mot rien n'existait pour lui que l'action du moment.

Vers deux heures le pouls commença un peu à se relever et à augmenter de fréquence, en même temps le malade commença à retenir la réponse qu'il était tombé de cheval et il ne demandait plus simplement ce qui lui était arrivé, mais il disait :

« Qu'est-ce qui m'est arrivé, je suis donc tombé de cheval? » A quatre heures il se souvint aussi de m'avoir vu une fois, et le pouls avait beaucoup gagné en force et en fréquence, mais il n'était pas encore à son type naturel. Il m'exprima le désir de manger, je lui permis un potage et l'engageai à se lever pour le prendre.

A six heures et demie le pouls est naturel, le malade n'oublie plus rien de ce qu'on lui dit, il se rappelle parfaitement de sa blessure du pied, il commence à se rappeler aussi qu'il est allé la veille à Versailles, mais d'une manière si incertaine, qu'il avoue que si quelqu'un lui affirmait bien positivement le contraire, il serait disposé à le croire. Cependant le retour de la mémoire s'opérant de plus en plus il acquiert encore dans la soirée la conviction intime d'avoir été à Versailles, mais c'est là que s'arrêtent pour ce jour les progrès du souvenir et il est obligé de se coucher après avoir pris encore un bain de pieds à dix heures du soir, sans pouvoir se rappeler ce qu'il a fait à Versailles, comment il est revenu à Paris, ni comment il a reçu la lettre de son père.

Le 2 décembre (lendemain de sa chute) il a dormi toute la nuit d'un sommeil tranquille et dès son réveil il se rappelle successivement ce qu'il a fait à Versailles, comment il en est revenu et qu'il a trouvé la lettre de son père sur la cheminée. Ainsi le souvenir de toutes ces choses et de toutes les actions de la veille lui est revenu dans l'ordre même de leur éloignement de la chute qu'il a faite. Mais tout ce qu'il a fait, vu et entendu le 1er décembre avant sa chute et pendant les six heures qui ont suivi cette chute, il l'ignore encore aujourd'hui, c'est-à-dire qu'il n'en a pas la connaissance par lui-même mais seulement par les témoins.

Cet accident n'a du reste laissé aucun trouble dans les fonctions cérébrales et la très légère douleur aux fausses côtes a disparu en grande partie par quelques cataplasmes.

OBSERVATION VIII
(AZAM)

En 1869, un jeune garçon d'écurie reçoit un coup de pied de cheval qui l'atteint au-dessus du sourcil droit et perd connaissance pendant quelques instants. Revenu à lui il a perdu le souvenir de ce qu'il avait fait pendant la demi-heure qui a précédé l'accident. Or, pendant ce temps, il avait reçu une somme d'argent dont il avait donné quittance. L'importance de ce fait exclut la pensée que l'on pourrait avoir que si ce blessé a oublié ce qui s'est passé dans cette demi-heure, c'est que rien pendant ce temps n'avait fait sur son esprit une impression suffisante.

Observation IX
(Ferné)

M. M..., officier de cavalerie, est au manège, comme il montait le sauteur entre les piliers il est tout à coup projeté en avant et sa tête porte contre celle de son cheval sur une boucle en métal qui lui fait une écorchure superficielle. M... tombe, on le relève et on lui apporte de l'eau, il se voit assis puis perd connaissance. Il est trois heures moins dix.

Bien que la perte de connaissance n'ait duré que quelques minutes c'est seulement à quatre heures que M... a repris connaissance de lui-même, très étonné de se retrouver à l'étude en train de faire de l'encre de Chine. On l'a alors envoyé se coucher à cause d'une forte bosse au front.

Le lendemain matin, M... s'est réveillé dans un état parfaitement normal. De l'intervalle compris entre trois heures moins dix et quatre heures, M... n'a jamais eu et n'a encore aujourd'hui aucun souvenir, il a oublié aussi qu'il était allé au manège. Ses camarades lui ont appris qu'il est revenu du manège au dortoir, c'est-à-dire qu'il a parcouru environ 500 mètres et monté deux forts étages sans être aucunement soutenu. Il a déposé sa cravache qui lui était restée à la main, a passé ses fausses manches de travail, les a attachées, est descendu en récréation, a mangé du pain et bu du vin. Il est ensuite allé chercher sa planche à dessin, sans la confondre avec celle d'un voisin et s'est mis à tourner son encre de Chine. A ce moment le professeur lui a parlé et c'est alors seulement que M... a repris possession de lui-même après quelques minutes d'ahurissement. Ses souvenirs personnels ne datent que de cet instant.

Observation X
(Azam)

Un négociant en vins, essayant un cheval, fait une chute de voiture dans laquelle il est projeté sur le sol avec une grande violence.

Cependant il ne perd pas connaissance mais le lendemain il est pris d'un délire tranquille; peu après, à la suite de soins appropriés, il guérit.

Pendant sa maladie il n'a jamais pu se souvenir de ce qui s'est passé pendant les trente-cinq minutes qui ont précédé sa chute; bien plus, l'accident est arrivé depuis plusieurs années et encore aujourd'hui ce souvenir est absent et il ne paraît pas probable qu'il revienne jamais.

En outre X... a complètement perdu le sens de l'odorat.

OBSERVATION XI
(Motet. *l'Union médicale*, 1879)

Mme X..., jeune femme de trente ans environ, d'une excellente constitution, se rendait à Versailles, pour assister aux obsèques d'une amie de sa famille. Au moment où le train arrivait en gare et avant qu'il fût arrêté elle sauta hors du wagon, fit un faux pas et fut rejetée de côté par la portière.

La chute fut en somme assez légère, à peine y eut-il une contusion des régions fessières. Mme X... fut immédiatement relevée, elle donna le bras à son mari et descendit sans difficulté la pente de la gare, marcha jusqu'au boulevard de la Reine et après avoir répondu à plusieurs reprises qu'elle ne souffrait pas trop, elle garda quelques instants le silence. Elle le rompit pour demander où elle était. Cette question ne parut pas tout d'abord surprenante, mais quand elle la répéta, quand elle demanda ce qu'on était venu faire à Versailles, on s'émut, on s'aperçut qu'elle avait complètement perdu la mémoire. On la ramena à Paris.

L'amnésie persiste aussi complète, franche, isolée de toute complication délirante, elle se caractérisait exclusivement par la perte la plus entière de tout souvenir des faits récents ; à deux minutes d'intervalle, elle posait la question qui venait d'avoir sa réponse ; on passait devant elle, elle vous oubliait et vous pouviez revenir comme un visiteur nouveau et non attendu.

Cent fois on lui répéta ce qui s'était passé à Versailles, cent fois elle l'oublia et c'était une observation des plus intéressantes que de faire appel à des souvenirs antérieurs à l'accident, évoqués avec une netteté parfaite quand il ne restait rien du présent.

La sensibilité, les mouvements étaient conservés, l'examen du cuir chevelu ne révélait aucune lésion ni contusion, ni déchirure ; cependant nous nous fîmes présenter le chapeau que portait la malade le jour de l'accident et nous remarquâmes qu'à sa partie postérieure il était froissé, aplati. Il y avait eu certainement sur la région occipitale un choc amorti par les cheveux.

D'ailleurs, aucune des grandes fonctions n'avaient été compromise, il n'y avait pas eu de vomissements, pas d'hématuries, la région du foie n'était pas douloureuse, toute idée de complication viscérale devait être écartée.

Les circonstances des faits minutieusement racontées par le mari qui en avait été témoin ne conduisaient à rien de plus qu'à l'opinion suivante: commotion légère, amnésie accidentelle dont la durée serait vraisemblablement courte.

Ce pronostic favorable était d'autant mieux autorisé, qu'en cherchant dans les antécédents de la malade, nous y trouvions un accident analogue ayant été suivi du même trouble d'une durée éphémère. Étant toute jeune, vers douze ans, Mᵐᵉ X... était tombée d'une escarpolette à la pension. Elle avait complètement perdu la mémoire et ne l'avait recouvrée qu'après trois jours.

Le traitement fut des plus simples. Nous conseillâmes de donner un purgatif; le bromure de potassium à la dose de deux grammes et le lendemain un bain de tilleul.

Après le bain, Mᵐᵉ X... s'endormit et se réveilla encore un peu obtuse, mais à partir de ce moment la mémoire reparut, elle était guérie quatre jours après notre visite.

Depuis elle a repris sa vie accoutumée. Elle est ce qu'elle

était autrefois, intelligente, active, elle n'a pas la plus légère trace de l'obscurcissement passager de la mémoire dont elle a été, on peut dire, subitement atteinte.

Observation XII

(Azam)

A la suite de l'accident de chemin de fer du 3 février 1880, plusieurs blessés furent apportés à l'hôpital Beaujon; l'un d'eux, L...., fut placé dans le service de M. Tillaux; cet éminent chirurgien m'a raconté son histoire et j'ai pu le mois après étudier ce blessé qui complètement guéri habite Bois-Colombes. M. L... est un homme d'environ trente ans, de bonne constitution et exerce la profession d'employé de commerce. Dans l'accident de Levallois-Perret il a été blessé, atteint surtout à la tête. Porté sans connaissance dans le service de M. Tillaux, il y est demeuré ainsi pendant quatre jours. Après ce temps, il se trouva dans l'hôpital sans pouvoir s'imaginer pourquoi et comment il y avait été apporté; non seulement il a perdu le souvenir de l'accident dont il est une des victimes, mais aussi d'une certaine période de temps qui l'a précédé. Il est comme hébété.

Cependant, après quelques jours, ses facultés renaissent peu à peu et la mémoire des faits antérieurs lui est revenue. Ce retour à la mémoire s'est effectué par le retour graduel et successif des souvenirs en commençant par les plus anciens, ainsi du reste qu'il est d'usage; en même temps il a conscience que ses facultés se sont affaiblies, il a de la peine à faire un raisonnement, est incapable d'attention et a perdu la mémoire de l'orthographe et du calcul. Ainsi il écrit *enfan* pour enfants et se trompe dans les calculs les plus élémentaires. Cette perte de l'orthographe et de l'habitude des chiffres a une telle importance que L... ne peut conserver les fonctions d'employé d'administration qui lui avaient été rendues après sa guérison. De plus la perte de la mémoire porte sur les dates et sur les noms propres de la façon la plus gênante pour lui.

Les troubles intellectuels ne sont pas les seuls à remarquer chez L... Dans une lettre qu'il m'a adressée, il rapporte que pendant les cinquante jours qui ont suivi l'accident et alors que sa guérison paraissait complète, son caractère s'était profondément modifié, sa vivacité naturelle était devenue de la violence, il était irascible, soupçonneux, susceptible à l'excès et d'une impatience qui dépassait toutes les bornes.

Ainsi que je l'ai dit plus haut, j'ai étudié avec soin L..., quatre mois après l'accident. Il est dans un état parfait de santé intellectuelle et physique, sa conversation est enjouée et sa mémoire est complète de tout ce qui a précédé l'accident, il a la parfaite conscience de l'hébétude dans laquelle il a été plongé pendant les jours qui ont suivi son retour à la connaissance et il raconte avec précision le retour progressif de ses facultés ; il a aujourd'hui conscience qu'il est bien l'homme qu'il était avant d'avoir été frappé. Il indique comme ayant été atteinte la partie postérieure de la tête un peu à droite, la lésion n'a été qu'une commotion cérébrale très violente.

(Delfau, thèse citée par Azam)

P..., maçon, âgé de dix-huit ans, est entré deux fois à l'hôpital Cochin, pour deux chutes sur la tête faites à deux mois d'intervalle. La première n'a présenté que peu de phénomènes dignes d'intérêt.

Après la deuxième il est comme hébété, répond lentement et par monosyllabes, a perdu la mémoire des faits antérieurs, ne sait pas où il est et divague de temps en temps. Après vingt-cinq jours il est complètement guéri.

(Samuel Cooper)

Une dame de Regents Park, emportée par ses chevaux, fait une chute sur la tête. Guérie, elle ne s'est jamais souvenue de l'accident, son amnésie remonte à deux ou trois jours avant l'accident dont elle a été victime.

L. Benoit.

(Fait communiqué à AZAM, par M. OLLIER)

M. K... fait une chute de cheval sur la région occipito-pariétale gauche et perd connaissance, il a complètement perdu la mémoire de son accident, il croyait à une insolation, son amnésie ne remonte qu'à deux heures environ avant sa chute.

(DESMAISONS et AZAM)

Un propriétaire des environs de Bordeaux fait une chute de voiture, il est transporté dans une maison du voisinage où il est demeuré pendant plusieurs mois dans un état très grave, caractérisé au point de vue intellectuel par un délire tranquille, discontinu et une grande difficulté dans les opérations intellectuelles les plus simples pour peu qu'elles demandent un peu d'attention.

Comme le malade précédent, il avait pendant sa maladie perdu le souvenir des faits antérieurs à l'accident, mais M. Desmaisons ne dit pas que cette amnésie ait persisté. Les souvenirs étaient du reste affaiblis sur un grand nombre de points. Aujourd'hui, il est atteint d'un diabète auquel sa chute peut n'être pas étrangère.

OBSERVATION XIII

(BISCHOF, *American journal of insanity*, 1897: avril, *in Arch. neurol*, 1897, 2e série, vol. I, p. 503)

Il s'agit d'un homme qui marchant sur la grande route voit une ville devant lui, y entre sans savoir le nom de cette ville et s'y promène, par les rues, jusqu'au moment où abordé par un policeman il se trouve dans l'impossibilité de dire quoi que ce soit sur lui-même et de donner même son nom.

Au bout d'un certain temps, et avec bien de la peine, on reconstitue son identité, et l'on reconnaît avoir affaire à un mécanicien, qui, à la suite d'une commotion cérébrale due à une chute sur la tête, changea de caractère, prit des habitudes nomades, eut des crises d'intempérance, chaque crise étant accompagnée de douleurs localisées, d'excitation maniaque et de troubles de la mémoire caractérisés par une amnésie de la commotion, amnésie s'étendant aux faits antérieurs à l'accident, et qui finalement devint totale.

Quand le malade fut arrêté il errait depuis deux semaines sans qu'on puisse savoir ce qu'il a pu faire pendant ce temps.

(*Écho médical de Toulouse*, 1889, *in Archives de neurologie*, 1891, n° 21)
Dr SCHULL.

Un homme de cinquante-six ans fait une chute dans un escalier, il perd connaissance, et présente à son réveil :

1° Une paralysie de l'oculo-moteur commun ;

2° Une amnésie à la fois rétrograde et consécutive.

Le malade a perdu le souvenir de l'accident et des circonstances qui l'ont accompagné, il a également oublié tout ce qui s'est passé pendant une période de temps de douze heures environ antérieure à l'accident et n'a repris réellement conscience de ses actes que six heures après l'accident.

Perforation de la base du crâne et amnésie antéro-rétrograde, par HORACE ABEL et COLMAN (*British. medic. journal*, 16 février 1895, in *Archives de neurologie*, 1896).

C'est un chauffeur de trente-six ans, qui en tombant de sa machine se perfora la joue droite avec le bec d'un huileur. Tout d'abord il eut des phénomènes paralytiques du côté gauche, qui cédèrent en partie et il subsista une amnésie avec hébétude et miction inconsciente. Il ne reconnaissait aucun des siens ni des objets de l'usage le plus courant.

Le souvenir des vingt années précédentes était effacé de sa mémoire car il se disait laboureur qu'il avait réellement été vingt ans auparavant. Finalement l'amnésie se restreignit aux

cinq dernières années avec persistance de phénomènes semi-
parétiques à gauche, avec mouvements choréiques. Émotivité
spéciale persistante comme dans les lésions circonscrites.

Observation XIV

(Charcot, *Gazette des Hôpitaux*, décembre 1888)

Une femme qui se rendait au marché est renversée par la
voiture de Charcot, je l'examine dans une crémerie voisine et
j'aperçois que bien qu'atteinte de contusions sans gravité, elle
ne pouvait rien dire de l'accident qui venait de lui arriver. —
Elle ne se rappelait plus son nom ni son adresse, ni où elle
allait quand elle a été renversée.

Observation XV

(Charcot, *Gazette des Hôpitaux*, 6 décembre 1888)

Accident de chemin de fer. — Amnésie rétroactive. — Troubles psychiques
variés.

Homme énergique de cinquante-six ans, sans trace de nervo-
sisme antérieur.

Le 17 août 1888, le fourgon où il se trouve est tamponné
par une locomotive, le malade est ramassé dans les débris sans
connaissance. Il ne revient à lui qu'au bout de quelques
minutes. Il n'avait que des contusions légères mais il eut de
la peine à reprendre ses idées et ne se rendit pas compte de ce
qui s'était passé. Même il avait complètement oublié les événements qui avaient précédé l'accident, il avait donc un peu
d'amnésie rétroactive. Au bout de dix minutes il se rappela
son nom et son adresse qu'il avait également oubliés.

Le blessé fut assez vite remis de ses contusions mais depuis
l'accident il présente un état mental spécial et bien digne
d'attirer l'attention.

Psychiquement il n'est plus le même ; il a perdu la mémoire, la mémoire des noms en particulier, il oublie les choses dont on le charge. Son service est forcément rempli de fautes involontaires. C'est à un tel point qu'il a dû être mis en disponibilité.

Sans souci et assez gai auparavant il est devenu sombre, morose, inquiet. Son caractère a changé. Il ne dort pas la nuit, quand il parvient à sommeiller il rêve de coups, de batailles.

Jamais il ne rêve de l'accident.

Quand il est dans le wagon il a des vertiges. Tout l'effraye. Dans la rue cependant il marche sans tituber, il ne voit pas comme les névropathes le sol monter et descendre.

Point douloureux sous le mamelon. Casque occipital.

Asthénie musculaire, dix-huit à gauche, trente-huit à droite. Mauvaise digestion, affaiblissement sexuel.

Observation XVI

Amnésie traumatique avec automatisme de la mémoire.
(ROUILLARD, *Annales psychologiques*, 1886, 7ᵉ série)

Mᵐᵉ T..., sage-femme, cinquante-quatre ans, exerce sa profession depuis plus de vingt-cinq ans, c'est une personne prudente et habile dans son art. Pas d'excès, pas d'antécédents pathologiques ou héréditaires, pas de prédispositions nerveuses.

Dans la nuit du 8 au 9 août 1885 on vient l'appeler pour une cliente qui est en douleurs. En descendant de chez elle, elle tombe dans les escaliers, on la trouve gisant, étendue sur le côté droit, sans connaissance. Pas d'écoulement sanguin, pas de vomissements, pas de paralysies. Au bout d'un quart d'heure elle revient à elle, suit le cocher qui était venu la chercher sans se rappeler où elle allait. Arrivée auprès de la femme en couches elle la fait lever et prend sa place au lit ; les douleurs augmentent, elle la fait coucher de nouveau, la touche et fait l'accouchement complet, comme si elle était parfaitement éveillée. Au bout de quelques instants une hémorrhagie grave se produit, la sage-femme est prise à cette vue d'un violent frisson, elle ferme les yeux, son corps tremble, elle a froid. Puis elle rouvre les yeux et voit alors la scène. Elle regarde autour d'elle d'un œil ahuri, ne comprend pas où elle est, reconnaît les assistants mais ne se rappelle aucun des détails de l'accouchement qu'elle vient cependant de faire.

Elle arrête l'hémorrhagie, prescrit du seigle ergoté et au moment de s'asseoir pour écrire cette prescription elle sentit une violente douleur dans le ventre et les reins et eut une forte hémorrhagie utérine qui l'obligea à emprunter des linges pour se garnir. C'est alors que la lumière se fait dans son esprit, elle se fait raconter ce qui s'est passé et est très étonnée de se voir une forte bosse à la tempe à la suite de sa chute.

Elle constate enfin que la délivrance a été bien faite et que l'enfant se trouve fort bien arrangé. Son dernier souvenir remonte à sa sortie de chez elle. Sa santé est depuis demeurée excellente.

De ce premier groupe d'observations nous ne voulons tirer que les conclusions suivantes.

Il y a eu contusion au sens physique du mot.

Cette contusion a porté en des points variables du corps.

L'intensité du choc a été extrêmement variable, il a parfois été insignifiant.

Les modalités de l'amnésie ont été fort singulières.

L'amnésie simple absolue et isolée n'est presque pas signalée.

Toutes les modalités de l'amnésie ont été observées, amnésie simple, rétrograde, antérograde, amnésie partielle.

Il est impossible d'établir un rapport entre la nature,

le point d'application, l'intensité du traumatisme et la modalité de l'amnésie.

On constate dans un certain nombre d'observations un état mental particulier des malades, un changement de caractère parfois.

L'étendue de l'amnésie est variable.

La guérison s'est produite dans la grande majorité des cas, parfois elle a été seulement relative, témoin ce malade qui après avoir présenté une amnésie rétrograde portant sur vingt années a vu le champ de cette amnésie se restreindre aux cinq années immédiatement antérieures à l'accident.

Dans la majorité des cas l'amnésie a été accompagnée de perte de connaissance, parfois de syncope, dans d'autres cas des traumatismes plus graves ont amené des lésions matérielles assez étendues.

Le début de l'amnésie a été brusque dans un certain nombre d'observations.

La mémoire des faits anciens est conservée intacte et dans toute son ampleur.

On ne signale dans certaines des observations aucun trouble nerveux connexe, l'amnésie est le seul symptôme.

Dans un certain nombre de cas l'amnésie a été accompagnée d'automatisme ambulatoire.

Tels sont les faits que l'on a rapportés sous le nom d'amnésie traumatique. Ils consistent essentiellement, ainsi qu'on peut s'en assurer, en une amnésie de modes divers il est vrai, bien individualisée dans la majorité des cas et paraissant reconnaître pour cause un traumatisme purement physique.

Si cependant nous y regardons de très près, nous voyons qu'il s'agit là en réalité d'une série de faits où le traumatisme considéré en lui-même perd peu à peu de son importance, si bien qu'il ne nous apparaît plus extra-ordinaire en poursuivant notre étude d'arriver à des faits où le traumatisme physique est absolument absent.

Il existe en effet, et ce sont là les observations qui forment le second groupe, des cas où de traumatisme physique il n'existe aucune trace matérielle et où cependant on voit l'amnésie se produire.

En voici des exemples.

Observation XVII

(Arnozan)

M. X..., âgé de soixante-cinq ans environ et d'une bonne santé antérieure, attendait au mois de juin 1886 la nouvelle d'un événement qu'il redoutait beaucoup. Quoique persuadé que cet évément fût très probable, il espérait toujours qu'une circonstance inespérée l'empêcherait d'avoir lieu, mais un matin au moment même où il venait chercher des informations sur ce point il reçut la nouvelle redoutée. L'émotion fut extrê-mement violente, mais elle ne fut suivie d'aucune attaque nerveuse, ni syncopale, ni apoplectiforme. Le bouleversement fut tout intérieur. M. X..., rentra chez lui ne présentant aucun trouble apparent dans ses fonctions motrices et intellectuelles ; il paraissait préoccupé, agité et le désordre dont sa mémoire était dès lors le siège ne devint appréciable que lorsque ses fils vinrent auprès de lui, pour le soutenir et l'encourager dans l'épreuve qu'il traversait. Il les reçut avec beaucoup de calme, ne leur parla point de l'événement tant redouté et lorsque ceux-ci étonnés de son silence sur ce point y amenèrent eux-mêmes la conversation, il leur répondit comme s'il n'en avait pas la moindre notion.

Les craintes qu'il avait eues à cet égard, les péripéties qu'il avait traversées, le fait même dont la nouvelle l'avait terrassé, rien de tout cela n'existait plus pour lui. Toute la série des idées relatives à cette question avait brusquement été arrachée de sa mémoire et il ne comprenait rien aux détails qu'on essayait de lui rappeler, ni aux consolations qu'on tentait de lui donner.

Tandis que cet état inquiétait vivement son entourage, un domestique arriva de la campagne apportant à M. X... des nouvelles d'un parent atteint récemment de scarlatine et auquel il portait un vif intérêt, depuis trois jours il attendait avec anxiété l'arrivée de nouvelles. Ce jour-là, il le vit arriver avec surprise et quand on lui dit que son parent va mieux, il demande avec étonnement depuis quand il est malade et ce dont il souffre.

Ces troubles si manifestes de la mémoire n'empêchent pas que sur d'autres points M. X... ait conservé la lucidité la plus parfaite, les souvenirs les plus précis. Il connaît parfaitement toutes les personnes qui viennent le voir, parle sans hésitation, ne prononce pas un seul mot à la place d'un autre, vient se rendre à ses affaires suivant ses habitudes et paraît fort surpris des préoccupations de son entourage, préoccupations bien justifiées par l'état bizarre de sa mémoire.

Il se plaint seulement d'un peu de céphalalgie. Cette douleur persiste tout le matin, il déjeune très légèrement.

Vers deux heures il vient me voir. En l'amenant chez moi, son fils tente une démarche concluante. Il le fait passer devant une maison que M. X... avait l'intention de venir habiter, qu'il avait visitée la veille avec le propriétaire, et dont il avait la clé dans sa poche. M. X... passe devant cette maison sans paraître la reconnaître, et son fils lui demandant s'il ne serait pas disposé à la louer, il répond qu'il faudrait d'abord s'informer dans quelles conditions on pourrait la visiter. Il y avait oubli complet de son exploration de la veille.

En examinant M. X..., je constate une assez vive rougeur de la face et je ne relève aucun trouble moteur de ses nerfs, si ce n'est un peu de céphalalgie. Quant aux troubles amnésiques, ils consistent dans l'oubli complet :

1° De tous les faits accomplis depuis trois jours environ ;

2° De tous les faits relatifs à l'événement fâcheux, faits dont quelques-uns étaient déjà antérieurs de plusieurs mois. Sur tout autre point, je ne peux saisir la moindre lacune ; il est vrai que mon interrogatoire ne peut être bien prolongé, le malade ne se souciant pas d'être étudié en détail et ne voyant pas l'utilité des questions que je lui pose.

L'après-midi se passe sans incidents, il fait en voiture une promenade à la campagne. La mémoire des trois jours précédents lui revient peu à peu. Quant à la catastrophe qui l'a tant troublé, il en retrouve peu à peu la notion, mais très confusément, ne sachant pas si elle est réelle ou imaginaire, si le fait est accompli ou prêt à s'accomplir, son entourage évite d'ailleurs de lui parler de ce fait attristant.

Le lendemain et les jours suivants, la mémoire reprend toute son activité. M. X... a-t-il retrouvé en lui-même le souvenir de tout ce qu'il avait oublié, ou a-t-il réappris à nouveau toutes ces choses ? J'incline à croire qu'il a recouvré réellement et sans éducation nouvelle la notion des faits momentanément échappés à son intelligence. Cependant je n'en ai pas la preuve absolue et je ne saurais dire si, entre autres faits, le soir pénible où il reçut la mauvaise nouvelle a' jamais pu être reconstitué par sa mémoire.

Il y a actuellement sept ans que cet incident a eu lieu. M. X... a conservé la santé la plus parfaite. Malgré son âge avancé, il est très actif, alerte, toujours levé de bonne heure, surveillant ses propriétés, ne présentant aucun affaiblissement ni dans ses fonctions, ni dans ses facultés.

Observation XVIII
(Toulouse, *Arch. de neurologie*, 1891)

Le 6 novembre 1891 entre à l'asile Saint-Yon une femme venant de l'Hôtel-Dieu de Rouen. On n'avait pas voulu la conserver dans cet hôpital parce qu'elle se levait la nuit et troublait le repos des autres malades et parce que ne reconnaissant pas toujours son lit, elle ne paraissait pas avoir toute sa raison. On ajoutait qu'elle avait des hallucinations et des idées de suicide.

A l'asile on constate que cette femme est incapable de donner aucun renseignement sur elle-même, sur son passé, son entrée à l'hôpital, son genre de vie antérieure et les divers événements auxquels elle avait été mêlée dans ces dernières années. Outre cette amnésie très étendue, et probablement à cause de cette faiblesse de la mémoire dont elle avait conscience et dont elle souffrait, elle présentait un état général de dépression et de tristesse qui en faisait pour le certificat de vingt-quatre heures une mélancolique simple sans hallucinations.

Les renseignements apprirent que cette femme s'appelait B..., qu'elle avait cinquante-quatre ans, étant née le 25 février 1837, qu'elle était célibataire, sans parents, et avait exercé jadis le métier de lingère. Elle était devenue malade à la suite de l'incendie de la maison qu'elle habitait rue de la R..., 9, et qui avait éclaté quelques années avant. Dans ces derniers temps elle était domiciliée rue Saint-H..., 126, où elle demeurait depuis le mois de janvier. On l'avait trouvée quelques années auparavant errante dans les rues de Rouen et n'ayant pas mangé depuis trois jours.

Je me suis livré à une enquête qui m'a permis de préciser et de compléter ces renseignements, mais je n'en ai recueilli aucun sur les antécédents héréditaires de cette malade. Il y a quelques années M⁰ᵉ B... vivait rue de la R..., 9, à Rouen, dans une petite maison attenante à un moulin. Elle sous-louait ses appartements meublés et menait une vie très régulière, ne se livrant à aucun excès alcoolique ou autre. Quelque temps auparavant elle avait été abandonnée par son amant, ce qui l'avait beaucoup affectée. Elle était d'ordinaire triste et peu communicative et manquait d'énergie, cependant elle ne paraissait atteinte d'aucun trouble nerveux ni mental apparent.

L'incendie de la maison où elle habitait eut lieu dans les premiers mois de 1887. M⁰⁰ B... put sauver ses bijoux et quelques-uns de ses meubles. Malheureusement elle avait négligé de payer la dernière annuité de ses assurances, et malgré un procès qu'elle intenta ultérieurement à la Compagnie en cause, ne fut pas dédommagée de ses pertes. Le lendemain de l'accident, M⁰⁰ B... étaient installée dans un petit logement d'une maison voisine, ses amies la trouvèrent dès ce moment complètement changée. Elle paraissait perdue, ne sachant pas trop ce qu'elle faisait, gémissant sur sa situation et incapable d'agir pour se tirer d'affaire. Durant les quelques mois qu'elle passa dans ce logement, elle ne rangea pas ses meubles. M⁰⁰ B... sortait peu, ou quand elle quittait son domicile, c'était pour *rester parfois* jusqu'à huit jours dehors. Que faisait-elle pendant ces longues sorties, se perdait-elle dans les rues ? Je n'ai pu le savoir, ce qui est sûr, c'est qu'elle ne pouvait se livrer à aucun travail nécessaire à son existence. Elle se désolait, reconnaissait son impuissance et manifestait des idées de suicide. Mais ce qui est important à noter, c'est que sa mémoire était manifestement diminuée, elle en paraissait toute hébétée. Cependant elle pouvait encore se conduire tant bien que mal et vivait en utilisant ses dernières ressources, et en vendant peu à peu ses meubles et ses bijoux.

Elle changea plusieurs fois de domicile parce que, disait-elle à une de ses amies, on la traitait de folle bien qu'elle n'émît à aucun moment d'idées délirantes. Dix-huit mois environ après l'incendie, elle trouva une place de concierge et ce fut le seul travail auquel elle se livra avant d'entrer à l'asile. Mais elle ne put rester que très peu de temps dans sa loge, elle ne pou-

vait faire aucun travail sérieux et les locataires la traitaient
encore de folle, d'imbécile. Enfin, après quelques pérégrina-
tions à travers des logements de plus en plus misérables, et
après avoir épuisé ses dernières ressources, on la ramassa un
jour errant dans les rues de la ville, n'ayant pas mangé
depuis quelque temps et ne sachant donner sur elle-même
aucune indication précise.

Un point semble être établi, c'est que l'incendie a provoqué
cet état d'amnésie et d'aboulie que l'on constate encore aujour-
d'hui chez M⁰ᵉ B. ., et qui la faisait ressembler à une aliénée.
Mais le choc moral de l'incendie ne paraît pas avoir agi à la façon
des chocs traumatiques, il ne semble pas qu'il y ait eu de la
stupeur suivie de la dysmnésie.

L'affaiblissement de la mémoire a dû, bien que consécutif à
l'accident, se développer peu à peu et suivre une marche
progressive, car la malade a pu pendant un certain temps
encore vivre de la vie commune quoique bien difficilement.
Cela permet-il de penser que le terrain était prédisposé de
longue date à cette évolution particulière? Quoi qu'il en soit le
choc de l'incendie a été aidé dans sa puissance étiologique par
les émotions de la perte du procès et les fatigues morales et
physiques qui escortent d'ordinaire la misère. Ajoutons que la
malade ne présente pas de trace de syphilis ni comme on le
verra de stigmate hystérique ni de signe de maladie organique
de l'encéphale, et qu'en fin de compte son amnésie doit être
rattachée à une émotion morale qui a joué là le rôle de cause
plus ou moins efficace.

A l'examen, amnésie rétrograde et antérograde de reproduction et de conservation. Pas d'idées délirantes ni d'hallucinations. Malade docile.

Au bout d'un an (1897), Toulouse voit la malade, il ne constate rien de plus, si ce n'est que la mémoire tend plutôt à
s'affaiblir qu'à se restaurer.

Examen somatique. — Cinquante-sept ans. Grande, sèche,
assez bien musclée, peau blafarde, terreuse, cheveux presque
blancs. Pas de vice de conformation de la tête ni du corps.

La physionomie exprime la tristesse, les yeux sont, quand elle est assise, fixés à terre et le regard est vague. Les traits de la figure tombent. La voix est plutôt basse, faible, sans timbre, la parole est monotone et lente. La force est faible : 19 au dynamomètre à gauche, 13 à droite.

Pas de troubles notables de la sensibilité, ni à la douleur, ni à la chaleur, pas d'hyperthermie.

Pas de troubles du sens musculaire.

Tous les réflexes sont normaux.

Pupille moyennement dilatée. Sensible à la lumière et à l'accommodation. Conservation des couleurs.

Pas de trouble du goût, cependant elle a oublié le nom des odeurs.

La malade n'est plus réglée. Digestion un peu paresseuse. La malade n'oublie pas d'uriner. Éclat du deuxième bruit du cœur à la base. Pas d'athérome, pas de goitre.

Examen psychique. — Souvenir du choc, Mme B... se rappelle seulement où elle habitait, s'être sauvée dans l'escalier et être allée chez un voisin qui demeurait en face. Sur le reste elle se contredit, ne sait pas où elle est allée; elle ne se rappelle pas la date de l'incendie.

Les souvenirs de l'accident ne sont pas nombreux et ne paraissent pas tous exacts.

L'exploration du champ de la mémoire postérieure à l'accident est vite faite, car elle est à peu près négative.

Il y a dans sa mémoire une lacune énorme qui s'agrandit tous les jours.

Il en est de même pour les faits qui ont précédé l'accident. Elle ne sait plus son âge, ne sait pas ce que faisaient ses parents, quelle était leur demeure, elle ne sait où elle est née. Elle répond, rue de R..., n° 9. Elle ne sait combien elle a de frères et où ils habitent, ni ce qu'ils sont devenus.

La malade a conservé en grande partie la mémoire organique; la malade peut marcher, manger, balayer, se coucher, etc.

Ses acquisitions relativement au langage, à la parole, à l'écriture et à quelques connaissances apprises à l'école sont demeurées dans son esprit à l'état de souvenirs. Elle sait les lettres de l'alphabet, mais ne peut cependant les écrire dans l'ordre.

Elle lit assez couramment.

Vu son peu d'instruction, les images visuelles sont mieux conservées.

Elle sait peu d'histoire, elle a perdu le souvenir du dernier maire de Rouen qu'elle connaissait (loi de régression).

Elle se rappelle de la musique, peut chanter plusieurs airs dont on lui donne les titres.

En résumé, si elle n'a presque aucun souvenir de son existence concernant les événements qui lui sont arrivés, les gens qu'elle a connus et les lieux qu'elle a habités, elle possède encore dans sa mémoire une foule de faits, notamment touchant le langage et les gestes de la vie automatique qui lui suffisent pour jouer encore un rôle dans l'existence. Elle cause, elle comprend ce qu'on lui dit, elle discute, elle a des émotions, elle fait quelques petits travaux, elle vit enfin d'une vie psychique qui, bien qu'étroite, a encore un certain horizon. Et c'est en cela qu'elle se différencie d'une démente.

M⁰ᵉ B... est incapable d'attention, elle est de suite distraite et si on fixe son attention, elle se plaint de mal de tête.

Il faut lui diviser le travail et lui décomposer l'ouvrage. Elle se perd souvent pour aller dans le quartier voisin.

Les sensations verbales, auditives, visuelles, graphiques laissent des souvenirs à peu près nuls. Elle oublie aussi très rapidement les sensations tactiles (piqûre), gustatives et olfactives.

Cette amnésie a des conséquences sur ses jugements. Elle ne sait jamais la saison ni l'heure actuelle.

Elle ne sait pas apprécier le temps qu'elle raccourcit généralement.

Son délire se réduit à quelques idées fausses.

Elle est très apathique, pas d'idées de suicide, pas d'excitation. Elle sait qu'elle a perdu la mémoire, ce qui la chagrine beaucoup.

Malgré tout, elle n'est pas démente. Elle est raisonnable, apprécie justement les choses qui se passent autour d'elle.

Chez les déments, en plus des troubles, il y a de la confusion dans les idées.

La marche ici paraît progressive, la perte de la mémoire semble être définitive et devient de jour en jour plus complète.

L'amnésie signalée dans les observations de ce second groupe présente, au moins dans la première observation, les mêmes caractères que dans les amnésies consécutives au choc physique.

La seconde observation s'écarte, au point de vue de sa marche, de l'allure ordinaire des amnésies traumatiques. Mais est-ce bien une amnésie consécutive au choc moral ? Peut-être, nous n'en sommes pas bien sûr, le malade n'a été examiné que très longtemps après et les renseignements fournis sur son état mental durant les premiers mois sont trop peu précis pour qu'on puisse, en se basant exclusivement sur eux, admettre une nouvelle forme d'amnésie, d'origine traumatique. — Nous citons le fait, il est bon d'avoir l'attention attirée sur ce point.

DIAGNOSTIC

Les diverses variétés d'amnésie que nous venons de signaler comme susceptibles d'apparaître à la suite d'un traumatisme se rencontrent également dans une série d'états morbides divers où elles occupent un rang important et parfois primordial entre tous les symptômes. Il est donc de la plus haute importance d'essayer de différencier ces divers processus morbides afin de pouvoir rattacher l'amnésie à sa cause véritable.

Il est pour cela deux moyens : Se fonder sur l'amnésie elle-même et se baser sur ses caractères cliniques pour en déduire l'origine;

S'appuyer sur les antécédents du malade, l'ensemble symptomatique, pour la rattacher à telle ou telle affection.

Au cours de ce chapitre diagnostic nous allons essayer de recourir à chacun de ces deux procédés. Nous verrons bientôt d'ailleurs que seul le second peut être mis en œuvre pour arriver aux fins que nous nous proposons.

L'amnésie se rencontre d'une façon habituelle dans l'épilepsie. Deux modalités cliniques y sont signalées : l'amnésie simple, l'amnésie rétrograde.

C'est dans l'attaque d'épilepsie ordinaire la grande

attaque, que l'on rencontre tout d'abord l'amnésie simple accompagnée parfois d'amnésie rétrograde plus ou moins étendue.

Dans l'immense majorité des cas l'amnésie simple s'observe à l'état isolé. C'est l'oubli complet, ne se dissipant jamais, des phénomènes survenus et des actes accomplis pendant la durée de l'accès et la stupeur consécutive.

Le début de l'amnésie est ici variable, le plus souvent les malades ont le souvenir des prodromes éloignés de l'accès, de leur aura, quelquefois même du cri initial. En général, dit M. Féré, les malades conservent le souvenir des auras motrices ou sensitives. Il arrive peut-être plus souvent qu'ils perdent le souvenir des auras psychiques.

L'amnésie rétrograde a été signalée également à la suite de l'attaque d'épilepsie. L'ictus épileptique, dit l'auteur que nous venons de citer, détermine parfois comme le choc traumatique ou le choc émotionnel des amnésies rétroactives. Dans un cas qu'il cite, cette amnésie rétrograde ne durait jamais moins d'une demi-heure (1).

En dehors de la grande attaque il est d'autres manifestations épileptiques où l'amnésie est également de règle et que nous allons étudier.

L'épilepsie dite larvée mérite en effet d'attirer tout spécialement notre attention, c'est à elle en effet que dans la plupart des cas on pourrait être tenté de rapporter une amnésie constatée.

On sait que l'on entend sous le nom d'épilepsie larvée

____

(1) Féré. — *Épilepsies et épileptiques*, p. 85.

des formes incomplètes d'épilepsie dans lesquelles la manifestation morbide paraît constituée par un symptôme isolé ne pouvant être rattaché au groupe auquel il appartient que par son mode d'apparition ou l'existence chez le même individu ou dans sa race de troubles de même nature (Féré) (1).

Il y a dans ces cas cependant, d'après Legrand du Saulle, quelque chose dans la physionomie psychologique de l'individu qui peut servir à caractériser son état. Les malades qui en sont atteints présentent tout à coup, à des époques jusqu'à un certain point périodiques, des anomalies intellectuelles très brèves, de la bizarrerie du caractère, de la violence du langage, des écarts de conduite ou des impulsions fâcheuses avec ou sans troubles hallucinatoires de la vue, parfois avec une véritable aura, mais accompagnés invariablement de la perte absolue du souvenir de tout ce qui a pu s'y passer. — Cette règle semble générale, les cas où l'amnésie n'existait pas, rapportés par Tamburini (2) et Ball, étant sujets à caution ainsi que le fait remarquer Rouillard (3).

L'absence est une des formes de cette épilepsie incomplète. Ordinairement accompagnée d'une sensation d'éblouissement, le vertige est caractérisé par de la pâleur de la face, de la perte de connaissance, le rejet d'écume par la bouche, des mouvements convulsifs de la face en général très limités, symptômes parfois accompagnés de miction involontaire. L'état vertigineux se dissipe ordi-

(1) Féré. — *Épilepsies et épileptiques*, p. 4.

(2) Tamburini. — *L'amnesia non è carattere costante dell' epilepsia larvata, in Riv. sper. di freniatria.*

(3) Rouillard. — Les amnésies, *Rev. Gén. Gaz. hôpitaux*, 1892.

nairement au bout de quelques secondes, le malade revient à lui ne conservant aucun souvenir de ce qui vient de se passer et s'étonnant des soins dont il est l'objet.

Nous pouvons noter la présence de convulsions plus fréquemment qu'on ne dit d'ordinaire, ainsi que l'a observé M. Féré.

Le vertige conduirait très rapidement à la démence, probablement en raison de la répétition si fréquente des accès.

L'absence est une seconde manifestation de l'épilepsie larvée. Nous retrouvons ici encore, formant le tableau symptomatique, la pâleur du visage, l'immobilité du malade, mais elle présente ce caractère remarquable de ne point entraîner toujours une perte de connaissance complète bien qu'on note de l'obnubilation de la vue et des sens, et une obnubilation variable de l'intelligence.

L'absence se produit brusquement, le malade interrompt sa phrase ou lâche l'objet qu'il tenait à la main, la respiration très superficielle paraît suspendue ; parfois, dit M. Féré, il semble qu'il ne se soit produit qu'une simple pause des opérations intellectuelles, le malade reprend sa phrase ou la conversation au point où il l'avait laissée ; parfois il continue un mot commencé, il peut même continuer un travail délicat qu'il avait commencé. Parfois cependant, comme M. Féré en fait la remarque, il peut y avoir des mouvements convulsifs, le malade lance par exemple l'objet qu'il tenait à la main.

A la suite de l'absence cependant on note parfois de

---

(1) Féré. — *Épilepsie et épileptiques*, p. 137.

l'obnubilation persistante de la mémoire et de l'intelligence. Il peut également se produire des impulsions irrésistibles. On a cité à la suite de simples absences des périodes d'automatisme ambulatoire durant plusieurs semaines.

Durant ce temps le malade donne des preuves d'initiative et agit comme il pourrait le faire en état de santé en tenant compte de ses connaissances antérieurement acquises, c'est-à-dire, en donnant la preuve de la conservation de sa mémoire.

Ces absences avec impulsion, dit M. Féré, paraissent différentes au point de vue de leur nature des pauses caractérisées par l'inactivité absolue. L'amnésie qui leur succède mérite d'être rapprochée de celle qui succède aux excitations violentes, aux traumatismes qui déterminent un épuisement nerveux avec effet rétroactif.

Le délire épileptique (grand mal intellectuel) et les impulsions épileptiques (petit mal épileptique) sont également accompagnés d'amnésie. Cette amnésie n'est pas constante et quand le souvenir revient, outre qu'il est peu net, il ne réapparaît qu'au fur et à mesure qu'on s'éloigne de l'accès. Il ne revient pas tout d'un coup et jamais complètement.

Notons avec Falret la ressemblance de tous les accès ; le malade prononce les mêmes mots, exprime les mêmes idées dans les accès subséquents.

Parmi tous les symptômes que nous venons de signaler dans les diverses manifestations de l'épilepsie, l'amnésie apparaît d'une façon à peu près constante et comme une caractéristique de tout premier ordre. C'est de l'amnésie simple en général ; parfois, rarement, de l'amnésie rétrograde. Comment la différencier de l'amnésie simple consécutive au traumatisme?

Nous ne saurions le faire d'après la pathogénie, les explications dans lesquelles nous sommes entré au début de notre étude nous ont montré les opinions des divers auteurs à cet égard et les mêmes troubles physiologiques se trouvent à l'origine dans les deux cas.

C'est donc sur le traumatisme d'une part, sur la présence des symptômes connexes que l'on peut constater lorsqu'il s'agit d'épilepsie que doit s'établir l'origine de l'amnésie.

Le diagnostic ne laisse pas malgré cela d'être parfois très embarrassant. L'individu frappé par une manifestation épileptique et le traumatisé amnésique présentent, en effet, de nombreux points de similitude dans leur habitus extérieur. Il y a de l'étonnement dans les deux cas, le souvenir de l'accident étant absent ils ne comprennent pas en effet par suite de quelles circonstances ils se trouvent dans un tel état. Le regard est vague et interrogateur, la parole lente bien que le langage soit correct, les questions les étonnent. C'est dans les deux cas le même état d'obnubilation intellectuelle, de subconscience.

Est-il possible d'établir le diagnostic entre l'amnésie traumatique et l'amnésie hystérique ? Sur quoi baser ce diagnostic ? Sur le mode de constitution de l'amnésie hystérique ? Mais nous avons vu qu'il est impossible de donner d'elle un mécanisme autre que celui qui sert à expliquer l'amnésie traumatique. Sur la présence ou l'absence des stigmates physiques de la névrose ? Mais ne sait-on pas combien est fréquente l'absence de ceux-ci au cours de l'hystérie développée consécutivement au traumatisme?

Ce serait faire ici l'histoire de l'hystéro-traumatisme tout entier que de s'appliquer à signaler les divers symptômes que peut présenter le malade et sur lesquels doit se porter l'attention de l'observateur pour arriver à déceler la névrose. Nous ne l'essayerons pas. Notons seulement ici ce fait de l'apparition rapide de l'amnésie à la suite du traumatisme alors que les accidents hystéro-traumatiques ne se manifestent d'ordinaire qu'après une période de temps variable mais toujours assez longue.

On peut au point de vue clinique pur se trouver placé dans trois circonstances distinctes pour avoir à s'occuper de ce diagnostic.

On peut se trouver en présence d'un malade hystérique avéré ayant antérieurement présenté des manifestations évidentes de la névrose.

On peut avoir affaire à un individu jusque-là indemne de toute manifestation hystérique mais chez qui les manifestations de la névrose ont apparu depuis le traumatisme.

On peut enfin avoir affaire à un malade chez qui l'amnésie existe à l'état isolé.

Dans les deux premiers cas la ligne de conduite du médecin est toute tracée, il doit à n'en pas douter rattacher l'amnésie à l'hystérie.

Dans le dernier cas l'interprétation du fait est beaucoup plus délicate.

C'est alors qu'il convient de se livrer à une enquête minutieuse des antécédents du malade, qu'il faut interroger celui-ci, l'observer de très près, tenir compte des moindres détails.

L'état somatique du malade fera l'objet des premières investigations du médecin, il recherchera avec soin s'il n'existe pas de paralysies localisées, d'anesthésies inconnues, de zones hystérogènes, il recherchera avec attention les divers signes de neurasthénie, et il se préoccupera avec un soin égal de l'état mental du sujet qu'il examine, il étudiera les modifications du caractère, les perturbations des sentiments affectifs, il recherchera s'il n'existe point cet état d'inconstance dans les désirs et les actes qui est presque la signature d'un état hystérique, il se rendra compte de l'état de l'attention, la distraction étant très fréquente chez ces malades. Il aura enfin recours au somnambulisme provoqué afin de voir s'il n'existe pas de dédoublement de la personnalité. Et ce n'est que lorsque toutes ces investigations auront été faites et qu'après une observation longtemps prolongée du malade qu'il sera en droit de dire qu'il s'agit bien là d'une amnésie d'origine véritablement traumatique.

L'amnésie alcoolique peut, elle aussi, dans certaines circonstances être prise pour de l'amnésie traumatique. Nous ne voulons point parler ici de l'amnésie de l'alcoolisme chronique, celle-ci est trop différente de l'amnésie traumatique ordinaire pour que la confusion soit possible; on sait en effet qu'il s'agit alors d'une amnésie portant de préférence sur les souvenirs anciens, mais de l'amnésie consécutive à l'alcoolisme aigu à l'ivresse ou au *delirium tremens.*

On doit distinguer avec M. Sollier trois périodes dans l'ivresse. Dans une première période on constate de l'hypermnésie bien qu'il y ait déjà des lacunes et que la certitude des souvenirs soit déjà atteinte. Dans une seconde période, la volonté disparaît, l'impulsion commande, les illusions et les hallucinations commencent à se montrer;

il est deux modalités qui se présentent alors : la forme convulsive avec accès épileptiques, et la forme amnésique.

Quand il y a des accidents convulsifs rien d'étonnant à ce que l'amnésie s'ensuive, l'épuisement nerveux est suffisant pour légitimer une telle amnésie.

Dans la forme amnésique l'oubli tient vraisemblablement à une double cause : d'abord à ce que les impression se fixent mal sur des cellules en état d'excitation et d'autre part à ce que l'épuisement consécutif à cette excitation empêche les images d'être assez vives pour être réveillées. Ce qui prouve en effet qu'il y a eu impression, mais impression défectueuse, c'est qu'on observe parfois de la paramnésie. L'oubli porte surtout sur les mots et sur les noms propres principalement. On a noté également ici de l'amnésie rétrograde.

Enfin dans la troisième période ou période de coma, c'est une amnésie totale, complète, qu'on observe; l'explication en est simple.

Cependant dans certains cas on a pu retrouver les souvenirs sous l'influence d'une seconde ivresse. Témoin le fait bien connu du portefaix irlandais dont parle Carpenter.

On a aussi noté de l'automatisme ambulatoire dans de pareilles circonstances.

Dans le *delirium tremens* on a observé également de l'amnésie.

Deux formes sont ici à considérer. Dans le *delirium tremens* vrai il s'agit d'un véritable rêve, le malade est en proie à des illusions et des hallucinations qui sont trop nombreuses et trop rapides pour qu'il puisse coordonner et systématiser ses impressions. Puis tout diminue et peu à peu les impressions très faibles qui avaient pu persister sont détruites par des sensations nouvelles, si bien qu'au réveil il n'en reste plus de traces.

Dans le second cas, il s'agit d'un délire systématisé. Là encore, il y a des illusions et des hallucinations, mais elles sont moins fortes. Là, la conscience du sujet est entière ou peu s'en faut. Aussi, le délire disparu, le malade en conserve le souvenir.

Dans l'alcoolisme chronique, c'est de la dysmnésie que l'on constate, aussi ne nous en occuperions-nous pas si nous n'avions à traiter la question de l'amnésie liée aux paroxysmes aigus dans cette forme de l'intoxication alcoolique. Bornons-nous à dire qu'il s'agit ici d'une amnésie portant surtout sur les mots plutôt que sur les idées, et que les souvenirs anciens sont plus tôt effacés que les souvenirs récents. Parfois quand les troubles sont plus marqués, on constate une véritable incohérence amnésique. Des souvenirs disparus aujourd'hui réapparaissent demain. Ce qui frappe encore le plus, c'est qu'il s'agit le plus souvent d'une paramnésie de certitude et de localisation.

Nous ne parlerons que pour mémoire des amnésies consécutives à l'anesthésie par l'éther, le chloroforme, à la syncope, au coma, à la congestion cérébrale, à l'apoplexie. Le tableau symptomatique est d'ordinaire trop net pour que la confusion soit possible. Il en est de même des amnésies puerpérales et post-éclamptiques, ainsi que des amnésies consécutives à l'empoisonnement par l'oxyde de carbone, la fièvre typhoïde, le typhus, la peste, la fièvre éruptive, le choléra, les cardiopathies, le rhumatisme, les hémorrhagies, le surmenage, l'inanition, le froid, l'insolation.

MARCHE. — DURÉE. — TERMINAISON

Les amnésies traumatiques sont considérées comme le type de l'amnésie à début brusque ; le début se montre, en effet, ici, d'une manière aussi inopinée que dans l'amnésie épileptique. Ce n'est pas tout, dès le début l'amnésie est constituée de toutes pièces, possédant toute son ampleur. Nulle part dans les observations que nous rapportons on ne trouve signalée d'augmentation dans l'amnésie, bien au contraire, c'est une marche régressive que l'on constate. Aussi est-ce là un grand caractère différentiel avec certaines amnésies au contraire progressives, telles que celles de la paralysie générale par exemple.

Mais si l'amnésie traumatique est une amnésie régressive, il est important de serrer la question d'un peu plus près et de voir si cette régression ne s'effectue pas suivant certaines lois, point d'un haut intérêt philosophique et médico-légal.

M. Ribot a formulé dans son ouvrage une loi, dite loi de régression, qui commande aux désintégrations de la mémoire. Cette loi s'applique-t-elle dans l'amnésie traumatique ? Il est bien entendu qu'il s'agit ici de la contre-épreuve, c'est-à-dire de voir si dans le retour à la mémoire les phénomènes se passent en suivant une marche inverse de celle qu'ils suivent lorsqu'ils disparaissent.

Nous ne saurions affirmer qu'il en est ainsi dans tous les cas, la « loi de régression » date si nous ne nous trompons pas de 1883, beaucoup d'observations d'amnésies traumatiques sont antérieures et même dans celles qui sont postérieures l'attention des médecins n'ayant pas toujours été portée de ce côté, les détails dans lesquels ils sont entrés sont trop brefs pour permettre une affirmation catégorique portant sur tous les cas.

Certaines observations cependant, prises avec soin, montrent qu'il en est ainsi. Telle est par exemple l'observation de Kempfern, citée d'ailleurs par M. Ribot. Il serait extrêmement important de porter l'attention sur ce point, peut-être pourrait-on en tirer des arguments valables en faveur de la simulation.

Voici d'ailleurs brièvement résumé quel est l'énoncé de cette loi :

1° Les faits récents disparaissent tout d'abord ;

2° Les souvenirs personnels s'effacent en descendant vers le passé ;

3° Les facultés affectives s'éteignent bien plus lentement que les facultés intellectuelles ;

4° Les acquisitions qui résistent en dernier lieu sont celles qui sont purement organiques.

PRONOSTIC

A s'en rapporter aux auteurs, le pronostic de l'amnésie traumatique est bénin. Voici quelle est leur opinion.

Rouillard s'exprime ainsi à son sujet: « Son évolution normale est la tendance vers la guérison; son pronostic est favorable ; à moins de lésions graves des centres nerveux, elle guérit toujours. »

Duplay s'exprime ainsi au sujet de l'amnésie qui accompagne la commotion cérébrale :

« Après quelques jours ou quelques heures la sensibilité reparaît la première, puis la motilité, enfin, l'intelligence; la mémoire revient à son tour dans les cas simples, mais presque toujours en dernier lieu et après toutes les autres fonctions. »

Legrand du Saulle émet l'opinion suivante: « L'amnésie traumatique est le plus souvent une amnésie passagère. Il semble que sous l'influence du choc ou de la chute un voile ait été jeté sur une partie des souvenirs : mais ce voile se soulève petit à petit jusqu'à la restitution complète de la mémoire. Le temps nécessaire à la disparition du trouble est d'ailleurs fort variable, quelques heures, quelques jours, quelques mois. Ce qui l'est moins, c'est l'ordre dans lequel apparaissent les souvenirs, les plus anciens d'abord, les plus récents ensuite. »

M. Sollier envisage chacune des modalités de l'amnésie traumatique. Ce procédé nous paraissant le meilleur, c'est celui que nous allons suivre.

L'amnésie simple, nous entendons seulement l'amnésie consécutive à un traumatisme physique et s'étant accompagné de perte de connaissance, est incurable au même titre que l'amnésie épileptique.

Mais si cette amnésie est incurable, cela a peu d'importance en somme, sauf à un seul point de vue, au point de vue médico-légal que nous réservons à ce moment, c'est plutôt pour satisfaire la curiosité du sujet que le médecin peut alors être appelé à donner son avis. Il ne résulte de cette lacune dans les souvenirs aucune conséquence fâcheuse ou même gênante pour le malade, étant donnée la courte durée sur laquelle porte en général l'amnésie.

Dans les cas où l'amnésie simple est sous la dépendance d'un choc moral, la question est, elle aussi, de peu d'importance au point de vue clinique pour la raison que nous venons de donner ; il n'en est pas de même au point de vue médico-légal. Mais à considérer les faits où il s'agit simplement d'amnésie traumatique pure, sans qu'on puisse soupçonner en rien qu'il s'agisse d'une manifestation plus ou moins larvée d'hystérie, et, nous en avons la conviction, ces faits sont très rares ; à ne considérer que l'amnésie on peut dire qu'on se trouve reporté aux conditions précédentes.

Le pronostic de l'amnésie rétrograde est beaucoup plus difficile à établir d'une façon exacte. Il est nécessaire, d'autre part, au plus haut point, et pour le malade lui-même et pour le médecin légiste, de savoir si l'amnésie se dissipera. D'après les observations la curabilité est très variable, on peut toutefois dire d'une façon générale que l'amnésie rétrograde est curable dans la majorité des cas, soit spontanément, soit sous l'influence d'un traitement psychique.

La terminaison est brusque ou lente, c'est souvent à la suite d'une longue période de sommeil que l'amnésie s'est dissipée. Quand on est obligé de recourir à la rééducation de l'individu il est à noter que cette rééducation se fait très rapidement.

L'amnésie antérograde de reproduction est assez curable. Elle est peu importante au point de vue clinique, elle l'est assez au point de vue médico-légal.

Quant à l'amnésie antérograde de conservation elle est parfois, nous l'avons déjà dit, très tenace, peut-être est-elle dans l'immense majorité des cas de nature hystérique. Elle guérirait d'ailleurs dans les cas où elle serait traumatique, sans qu'on puisse toutefois se prononcer sur le temps que mettra la mémoire à se restaurer. Une question est intimement liée à son étude, c'est celle de la personnalité chez les amnésiques ; mais comme nous avons déjà touché cette question en parlant de l'amnésie traumatique au point de vue clinique, il nous semble inutile d'y revenir maintenant.

CONSIDÉRATIONS MÉDICO-LÉGALES

De la simulation. — En médecine légale il est un problème qui se présente fréquemment, c'est celui de la simulation, c'est dans le domaine des troubles post-traumatiques que ce problème devient des plus délicats, essayons de le résoudre pour l'amnésie traumatique.

En général le médecin légiste doit répondre aux questions suivantes :

1° Le nommé X... est-il réellement malade ? Y a-t-il simulation ou exagération ?

2° Quelle est la maladie dont il est atteint ? Quel est le diagnostic ?

3° Quelle connexion existe-t-il entre le traumatisme et la maladie ?

4° Quel pronostic faut-il porter, quand le malade pourra-t-il reprendre son travail, c'est-à-dire quelles sont la marche et la durée de l'affection ?

5° Quel est le degré d'incapacité de travail qu'entraînent les symptômes observés ?

C'est la première question que nous devons tout d'abord nous attacher à étudier.

Peut-on simuler l'amnésie traumatique?

Les circonstances dans lesquelles on peut être amené à soupçonner la simulation peuvent être réparties en deux catégories.

Dans le premier cas, c'est à la suite d'une rixe qu'un individu interrogé déclare ne se souvenir de rien pour éviter des questions insidieuses de la part du magistrat.

D'autres fois, c'est à la suite d'un accident que le blessé simule son amnésie pour réclamer des dommages-intérêts.

On peut tout d'abord, comme le fait remarquer M. Eyraud (1) dans sa thèse, déclarer d'une façon générale que les manifestations psychiques post-traumatiques sont assez difficiles à simuler. Voici ce que dit Oppenheim (2) à ce sujet : « C'est un fait connu depuis longtemps que les troubles de l'esprit de toute nature peuvent être simulés. Une représentation théâtrale du rôle d'un Lear, d'une Ophélie et d'autres nous le prouve. Malgré cela il ne viendra à l'esprit de personne de refuser aux signes de la psychose la valeur des symptômes objectifs. Les bons comédiens sont très rares et ils n'ont acquis du talent qu'après un exercice long, pénible, approfondi. Parmi nos ouvriers blessés ou nos hommes de peine il ne s'en trouve ordinairement pas et je ne crois pas qu'il y ait rien de plus difficile que de simuler même approximativement des troubles psychiques. »

(1) Eyraud. — Thèse de Lyon. 1897.
(2) Oppenheim. — *Simulation dans les névroses traumatiques.*

L. Benoit. 6

On ne saurait nier toutefois la possibilité de cette simulation et, comme le dit Falret, c'est là un sujet qui mérite d'être étudié sérieusement au point de vue de la médecine légale.

Sur quelles données établir la vraisemblance des dires de l'individu ?

Casper soutenait que l'on doit suspecter de simulation tout individu qui prétend n'avoir aucun souvenir de l'acte incriminé alors que cependant sa mémoire lui rappelle avec précision d'autres faits et par exemple les noms propres ou les dates.

Cet auteur est manifestement dans l'erreur, ici dans l'amnésie traumatique on note expressément cette conservation de la mémoire dans toute son intégrité pour les faits qui sont antérieurs à la limite extrême de l'amnésie simple ou de l'amnésie rétrograde.

S'il s'agit d'amnésie simple le problème est extrêmement difficile à résoudre, il semble même que ce ne soit que par surprise qu'on puisse découvrir la fraude, en faisant parler longuement l'inculpé et en tâchant de découvrir des contradictions dans ses réponses. Les témoins de la scène devront être entendus et on devra les interroger sur l'habitus extérieur, les troubles immédiats de l'intelligence que le prévenu a pu présenter.

Dans l'amnésie rétrograde le problème est un peu plus facile. Outre les moyens que nous venons de signaler plus haut on n'oubliera pas que l'amnésie rétrograde est une amnésie absolument générale et on étudiera attentivement quel est sur ce point l'état de la mémoire de l'amnésique.

L'étendue de l'amnésie peut jusqu'à un certain point

être prise en considération, bien que ainsi que nous l'avons dit on ne puisse établir aucun rapport précis entre l'étendue de l'amnésie et la violence du choc, il n'en est pas moins vrai que l'on pourra suspecter la simulation lorsque cette amnésie sera par trop disproportionnée à l'intensité du traumatisme, et qu'il s'agira d'un sujet ne présentant aucune tare héréditaire ou constitutionnelle, aucun stigmate d'hystérie ou de neurasthénie, qu'il ne sera pas alcoolique ou émotif à l'excès. Une systématisation de l'amnésie trop favorable à l'inculpé pourra paraître illégitime.

La marche de l'amnésie mérite également d'entrer en ligne de compte. L'amnésie antérograde est parfaite dès l'abord et sa marche régressive, jamais nous ne l'avons trouvée progressive (sauf dans le cas de Toulouse).

L'attitude de l'inculpé peut jusqu'à un certain point guider le médecin légiste dans la recherche de la vérité. De même que le paralytique général, le véritable amnésique traumatique ne nie guère l'acte incriminé, il se borne à dire qu'il ne se souvient pas (l'épileptique lui va plus loin, il forge une scène factice), le simulateur nie d'ordinaire avoir commis l'acte. C'est là une tendance générale des simulateurs : peut-être pourrait-on démontrer qu'il en est de même dans le cas qui nous intéresse.

On devra enfin s'informer avec grand soin s'il y a eu perte de connaissance, s'il s'est manifesté des troubles connexes, de l'automatisme ambulatoire par exemple.

De la responsabilité. — Il semble au premier abord que ce soit au médecin légiste qu'il appartienne de décider en souverain arbitre de toutes les questions qui touchent à la responsabilité, il n'en est rien, l'établissement de la responsabilité est du domaine du magistrat. L'expert n'a pas, dit Legrand du Saulle, à dire jusqu'où s'étend et s'arrête la responsabilité de l'auteur de l'accident, il doit seulement déterminer ce qui dans l'état du blessé est la conséquence directe du traumatisme, et d'autre part ce qui est attribuable à des complications plus ou moins fortuites ou à une prédisposition antérieure. De par cette considération une première question se trouve éliminée, celle de la responsabilité de l'auteur de l'accident, une seconde surgit :

Dire si l'accident supposé causal est capable d'engendrer les troubles observés, déterminer la part qu'il prend dans la production des phénomènes morbides et faire d'un autre côté la part de ce qui revient à la prédisposition ou aux circonstances accidentelles dans le tableau clinique.

Envisagée sous ce point de vue la question offre peu d'intérêt, nous avons été assez prolixe au cours de notre étude clinique sur les diverses conditions pathogéniques de l'amnésie pour pouvoir, sans retomber dans des redites, mettre en valeur les diverses circonstances qui peuvent favoriser l'apparition du symptôme. Quant aux circonstances fortuites qui peuvent jouer un rôle dans sa production, il n'en saurait être question pour la raison bien simple qu'elles sont trop diverses pour qu'une étude générale soit de quelque utilité. Disons simplement que l'on peut admettre comme jouant un rôle dans la production de l'amnésie toutes les causes débilitantes, toutes les passions dépressives, toutes les intoxications aiguës ou chroniques.

A côté de ce premier problème, il en est un second, celui-là entièrement médico-légal, celui de la responsabilité criminelle ou civile de l'individu atteint d'amnésie traumatique.

Au point de vue de la criminalité, il y a peu de chose à dire. La loi en effet ne supprime l'imputabilité que si le prévenu était dans un état d'imbécillité, de démence ou de fureur au moment de l'action, c'est donc dans des circonstances véritablement exceptionnelles que l'on aura à trancher la question, dans le cas, par exemple, d'une amnésie rétrograde, s'étendant sur une période extrêmement longue, et encore dans ces cas-là, faut-il qu'il existe d'autres troubles mentaux, ce qui nous permet d'éliminer presque complètement la question. Même dans les cas qui s'accompagnent d'automatisme ambulatoire, il est rare qu'on ait à se prononcer; on doit alors, nous semble-t-il, conclure à l'irresponsabilité comme dans les états analogues rencontrés dans l'épilepsie. Nous ne connaissons pas d'ailleurs d'exemples où des actes criminels aient été accomplis pendant cette période et la limitation extrême de la conscience semble être un obstacle à la conception d'actes criminels.

Au point de vue de la responsabilité civile le problème est beaucoup plus intéressant.

Il s'agit d'apprécier ici d'une part jusqu'où s'étend la responsabilité d'un individu atteint d'amnésie traumatique dans les actes délictueux qui peuvent être commis par lui; d'examiner quelle confiance on peut avoir dans les témoignages de l'amnésique au sujet des actes où il a été mêlé comme acteur ou comme témoin d'autre part.

Il est notoire en effet que l'amnésie traumatique est

susceptible d'apporter, alors même qu'elle est limitée, des perturbations assez grandes dans l'état mental d'un individu pour qu'il soit dans certains cas incapable de se livrer aux occupations même les [plus simples.

En voici des exemples :

Legrand du Saulle cite le fait suivant qu'il emprunte à M. Durieu : « A la suite d'un coup de pied de cheval reçu au niveau du sourcil droit, un jeune garçon d'écurie avait perdu le souvenir de ce qu'il avait fait pendant la demi-heure qui avait précédé l'accident. Or pendant ce temps il avait reçu une somme d'argent dont il avait donné quittance. » Il le fait suivre de la réflexion suivante : « Vous concevez quelles réserves on eût dû apporter dans l'appréciation du témoignage de ce jeune homme, si pour une raison quelconque une contestation s'était élevée au sujet de l'argent reçu. »

Nous avons déjà cité le fait de cette jeune modiste renvoyée de son magasin à cause de l'amnésie antérograde qu'elle présentait. Certains malades qui présentaient de l'amnésie hystéro-traumatique lointaine étaient dans les mêmes conditions. M. Boyer eut notamment l'occasion de s'occuper d'un malade atteint d'amnésie qui occupait les fonctions de caissier et avait commis de graves irrégularités dans la tenue de ses livres.

Quelle valeur accorder au témoignage de l'amnésique ?

Elle doit, suivant nous, être extrêmement restreinte. Plusieurs considérations nous conduisent à cette opinion. Il n'est pas étonnant, dit Rouillard, que la victime d'un attentat quelconque ne puisse pas toujours donner des détails précis sur ses agresseurs, et ne puisse les reconnaître. Lorsqu'elle le fait, quelle foi ajouter à ses déclarations. Rouillard prétend que puisqu'il y a souvent amnésie rétrograde et que le souvenir du visage de l'agresseur est effacé, il est logique de supposer que l'attentat lui-même est oublié et que le blessé ne doit pas savoir exactement s'il a été frappé par le bâton d'un malfaiteur ou si une pierre, un bâton, une branche d'arbre, un objet quelconque n'est pas venu le frapper accidentellement.

C'est qu'en effet on est souvent ainsi dans l'indécision quand il s'agit de déterminer la nature exacte du phénomène; le malade peut être un hystérique sans qu'il soit possible de l'affirmer de par son examen, et l'on sait quelle est la facilité avec laquelle le malade brode une histoire, sur les quelques faits qu'il a pu savoir de l'accident; l'épileptique fait de même, peut-être est-ce là une manière d'être générale à tous les états d'épuisement nerveux et l'on ne saurait en tout cas prendre trop de précautions dans l'interrogatoire pour ne rien laisser soupçonner au malade de ce qui a pu se passer.

RÈGLES DE L'EXPERTISE

En présence du malade le médecin expert doit recourir à deux moyens pour arriver à la découverte de la vérité :

1° L'examen de l'individu ;
2° L'examen du dossier.

EXAMEN DE L'INDIVIDU

a) *Interrogatoire.* — L'expert doit s'attacher à conduire l'interrogatoire avec méthode, il doit s'efforcer de faire préciser les faits autant qu'il est possible, faire localiser dans le temps et l'espace les souvenirs conservés par le malade, s'efforcer d'évoquer ses souvenirs d'une façon indirecte tout en ayant le plus grand soin de ne pas l'instruire assez pour qu'il puisse bâtir un roman sur les bases qu'on vient de lui indiquer.

L'interrogatoire doit porter d'une façon aussi détaillée sur les faits accessoires que sur le fait principal, le simulateur ayant, comme nous l'avons déjà fait remarquer, la tendance de localiser son amnésie uniquement sur le fait pouvant avoir pour lui des conséquences fâcheuses ou utiles.

b) *État de la mémoire au moment de l'examen.* — Il est également nécessaire de pousser plus loin l'examen, de se rendre un compte exact de l'état de la mémoire au moment de l'examen.

La durée de l'amnésie traumatique est évidemment variable, dans la majorité des cas elle est très courte, dans certains cas cependant on est obligé de prouver au malade qu'il a été atteint d'un traumatisme et de le convaincre qu'il a été réellement frappé.

Des notions très importantes au point de vue du pronostic et de la simulation peuvent être retirées de cette recherche de l'état de la mémoire au moment de l'examen.

c) *Examen de l'état général des troubles somatiques pouvant dévoiler l'existence de la névrose traumatique.* — Antécédents héréditaires, état actuel. Recherche des traces de traumatisme, tels sont les autres points à examiner d'une façon très attentive.

EXAMEN DU DOSSIER

Il est indispensable toutes les fois que cela est possible de se faire remettre par le magistrat instructeur les pièces du dossier, elles sont d'un puissant secours et peuvent permettre :

a) De reconstituer la scène dans toute son étendue;

b) De préciser la nature et la violence du traumatisme;

c) De corroborer par les dires des témoins la déclaration faite à l'expert par l'inculpé et de détruire ainsi les tentatives de simulation.

L'expert doit enfin avoir toujours présente à l'esprit cette notion fondamentale que l'amnésie traumatique peut exister à l'état isolé sans autres manifestations pathologiques du système nerveux, sans tare héréditaire connue.

Il doit également se souvenir que chez les prédisposés, les troubles nerveux connexes, surtout hystériformes, automatisme ambulatoire, tremblement localisé ou généralisé, etc., apparaissent assez fréquemment et peuvent persister beaucoup plus longtemps que les phénomènes d'amnésie.

CONCLUSIONS

I. — On groupe sous le nom d'amnésies traumatiques
des perturbations de la mémoire apparaissant à la suite
d'un traumatisme physique, d'un choc moral, de l'effet de
certains poisons ayant une action élective sur les centres
nerveux supérieurs où ils produisent une modification
cellulaire.

II. — L'amnésie simple, l'amnésie rétrograde, l'amnésie antérograde, telles sont les principales formes
observées, d'autres manifestations plus bizarres et encore
inexpliquées méritent également d'être signalées : perte
des noms propres, de la musique, des substantifs.

III. — En règle très générale, ces désordres mnésiques relèvent de simples troubles fonctionnels, la
guérison est de règle après un temps variable.

IV. — Certaines circonstances fortuites, ou relevant
de l'état constitutionnel de l'individu, favorisent l'apparition de l'amnésie.

V. — Le début est brusque, la marche, dans l'immense majorité des cas, n'est jamais régressive.

VI. — L'amnésie peut apparaître chez un individu sain, indemne de toute tare nerveuse appréciable, mais celles-ci jouent un rôle important et favorisent d'une façon manifeste l'apparition des troubles que nous étudions. Nous pouvons dire que l'amnésie fait partie du cortège des troubles de la névrose traumatique.

VII. — L'existence de l'amnésie traumatique doit mettre en éveil l'attention du médecin légiste et l'empêcher de conclure à la simulation avec trop de hâte, surtout si l'individu examiné présente une tare nerveuse, hystérie ou neurasthénie.

VIII. — Une étude attentive du malade permettra d'établir le diagnostic, et d'autre part de reconnaître les troubles de la mentalité présentés par le sujet et d'en déduire des considérations importantes au point de vue judiciaire, qu'il s'agisse du témoignage de l'amnésique ou de sa responsabilité.

Imp. A. STORCK & Cie. — LYON.

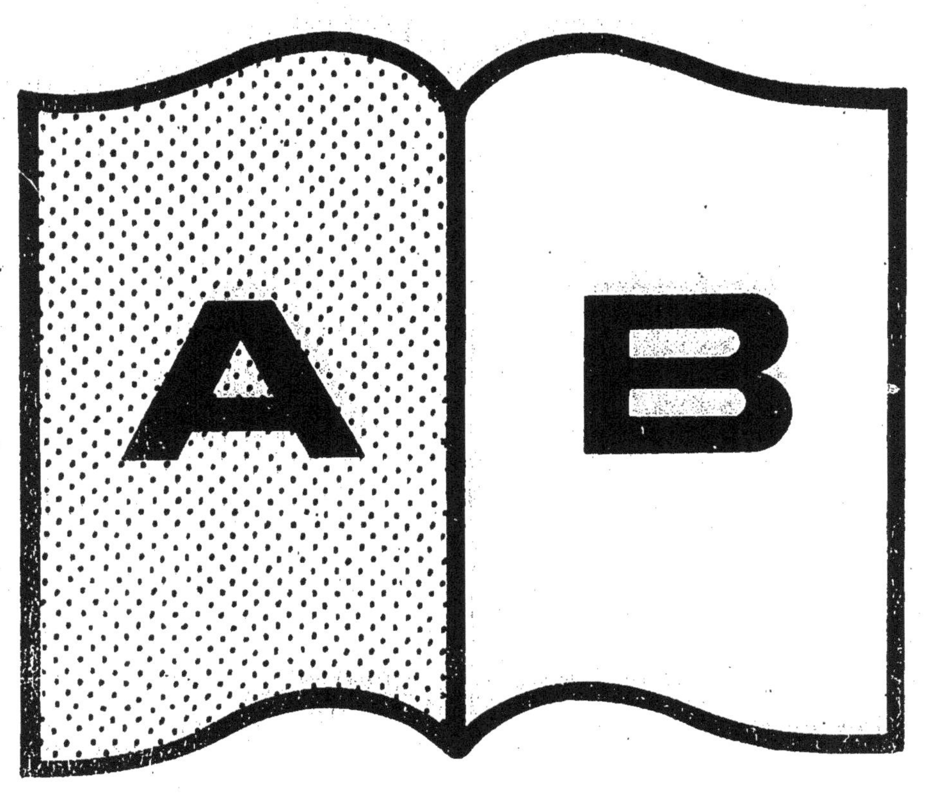

Contraste insuffisant

NF Z 43-120-14